守护新生命

生育期饮食、药物与健康管理

主　编：汪　晖　徐　丹　郭　喻
副主编：寇　皓　肖　浩　郭娟娟

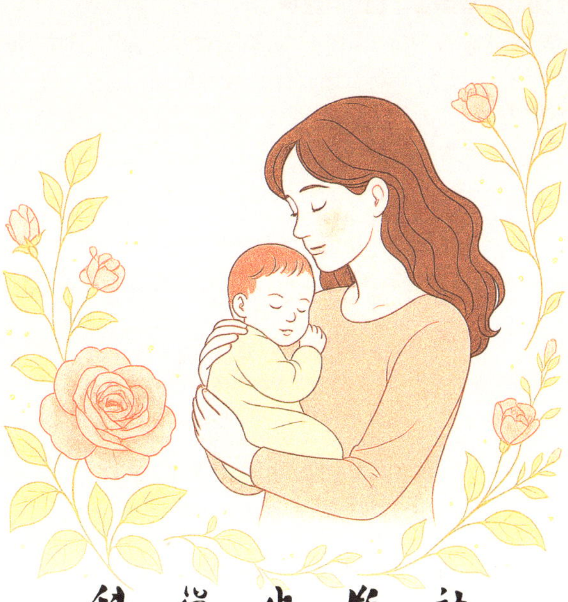

科学出版社
北　京

内 容 简 介

本书聚焦于成年疾病的胎儿发育起源问题，以生动的语言和贴近生活的实例，向读者科普诸多常见成年疾病的宫内发育起源，包括认知与情感障碍、代谢性疾病、骨与关节疾病、生殖系统疾病等。研究表明，父体在备孕期和母体在孕期若暴露于不良环境，可能导致胎儿低出生体重，并引发多组织器官的发育改变，从而增加成年后患多种慢性疾病的风险。

本书总结了近年来国内外胎源性疾病的研究进展，并结合作者研究团队近二十年的科研成果，深入解析备孕期与孕期的各种不良环境因素是如何影响子代健康的。与此同时，书中还提供了科学合理的预防策略和治疗建议，帮助读者降低后代罹患胎源性疾病的风险。

作为国内外首部介绍胎源性疾病的科普专著，我们希望通过本书加深公众对胎源性疾病的认识，拓宽科学视野，助力健康生活。同时，本书也将为准父母提供科学备孕的建议，帮助他们为下一代的健康奠定坚实基础。愿本书能为每一位读者带来更健康的未来。

图书在版编目（CIP）数据

守护新生命：生育期饮食、药物与健康管理 / 汪晖，徐丹，郭喻主编. -- 北京：科学出版社，2025. 6. -- ISBN 978-7-03-080920-9

Ⅰ. R714. 5

中国国家版本馆 CIP 数据核字第 2024WA0036 号

责任编辑：岳漫宇 / 责任校对：郑金红

责任印制：肖　兴 / 封面设计：北京楠竹文化发展有限公司

科学出版社 出版

北京东黄城根北街16号

邮政编码：100717

http://www.sciencep.com

北京九州迅驰传媒文化有限公司印刷

科学出版社发行　各地新华书店经销

*

2025年6月第　一　版　开本：880×1230　1/32

2025年8月第二次印刷　印张：6　1/4

字数：195 000

定价：98.00元

（如有印装质量问题，我社负责调换）

《守护新生命：生育期饮食、药物与健康管理》
编写委员会

主　　编　汪　晖　徐　丹　郭　喻

副主编　寇　皓　肖　浩　郭娟娟

编　　委（以姓氏汉语拼音为序）

敖　英　陈　泽　陈慧君　郭　喻　郭娟娟

胡　文　寇　皓　李　斌　刘可欣　倪曲波

彭碧文　谭　杨　汪　晖　文印宪　肖　浩

徐　丹　杨美桃

序

我深感荣幸能为《守护新生命：生育期饮食、药物与健康管理》这部科普专著撰写序言。这本专著不仅是国内外首次全面介绍胎源性疾病的科普作品，更是一部深入浅出、贴近生活的医学读物。在当前医学研究和公共健康教育领域，这样的著作具有非凡的意义。

从Barker博士在20世纪90年代开展关于低出生体重与成年后慢性疾病关联的研究开始，我们逐渐认识到胎儿时期的环境对个体长远健康的重大影响。该书基于严谨的流行病学调查和循证研究，为我们揭示了这一重要医学领域的最新进展。通过对成年疾病胎儿发育起源问题的深入剖析，该书不仅增进了我们对胎源性疾病的认识，更重要的是，为公众提供了预防和治疗这类疾病的实用建议和指导。

在现今社会，环境污染、生活节奏的加快以及生育政策的变化，使得胎源性疾病问题愈发突出。该书的出版正逢其时，它不仅带给我们专业知识的普及，更是一份对未来健康生活的指南。作为一名科学工作者，我深知科学传播的重要性，尤其是在公众健康教育领域。《守护新生命：生育期饮食、药物与健康管理》在这方面做出了宝贵的贡献。

该书作者团队不仅总结了国内外研究进展，还融入了自身长达二十余年的研究经验和理论成果，使得该书内容丰富、权威可靠。通过生动的语言和具体的生活实例，使得这些复杂的医学概念变得易于理解，更加地接地气。这不仅能够帮助读者深入理解胎源性疾病，还能够指导人们在日常生活中做出更健康的选择和更积极的防范。

作为一本科普专著，该书的目标群体非常广泛，不仅仅是医学专业人士，更包括广大的普通读者。无论是对于准父母、家庭成员，还是对于那些对健康生活有追求的人们，该书都将是一份珍贵的指南。我坚信，该作品将在我们的社会中引发深远的影响，通过阅读该书，公众能够更好地理解和应对胎源性疾病，为自己和家庭的健康奠定坚实的基础。

最后，我要感谢作者团队为我们带来这样一部优秀的作品。他们用专业知识和热情，揭开了胎源性疾病的神秘面纱。我衷心希望该书能引起每个人的关注，并激励我们采取行动，为下一代创造一个更加健康的未来。愿《守护新生命：生育期饮食、药物与健康管理》能够启迪思考，引领实践，为构建一个更加健康的社会贡献力量。

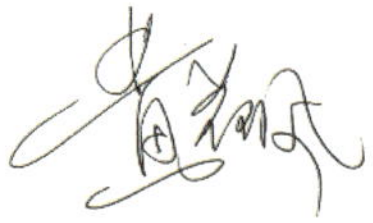

黄荷凤　教授

妇产科学家，中国科学院院士

前 言

在20世纪90年代，英国学者Barker发现低出生体重儿成年后更容易罹患代谢综合征、糖尿病和高血压。三十多年来，大量流行病学调查发现，孕期不良环境、子代出生体重变化与成年多种慢性疾病之间存在着密切关联。学者们基于循证医学研究结果，提出了“健康与疾病的发育起源”学说，认为胎儿期受到的不良环境刺激可能导致多组织器官的持续性发育改变，进而增加成年后患多种慢性疾病的风险。这些源于胎儿发育时期的疾病易感性不仅严重影响个人生活质量，还给家庭和社会造成巨大负担，甚至影响人类的生育与繁衍。近年来，环境污染问题的日益严重、国家实施的三孩生育政策、工作和生活节奏的加快以及高龄产妇的增多，使胎源性疾病问题变得更加突出。因此，开展胎源性疾病的科普教育非常重要，让广大读者了解胎源性疾病的发病原因和防治知识，科学地避免孕前和孕期的不良危险因素，这对于指导优生优育、提高国民出生人口素质具有重要的科学意义和社会价值。

本科普专著以成人慢性疾病的胎儿发育起源问题为主题，分为上、下两篇。

本书在上篇中介绍了胎源性疾病发生的环境、亲代影响因素、宫内起源及早期防治。通过具体实例和生动语言，详细介绍了一系列成年慢性疾病的胎儿发育起源现象、父母双亲的影响因素及其早期防治策略。从环境暴露、营养失衡、生活习惯、心理与生理疾病、用药等方面介绍了胎源性疾病的影响因素，让读者较为全面地了解胎源性疾病宫内起源和发病的诱因。

本书在下篇中结合国内外相关文献报道和作者团队的研究成果，系统阐述了不良环境暴露和亲代影响因素导致胎儿发育不良的近、远期危害，介绍了低出生体重儿易患的多种成年疾病，包括焦虑抑郁等心理疾病、学习记忆障碍、孤独症、癫痫、肥胖症、非酒精性脂肪性肝病、高胆固醇血症、骨质疏松、骨关节炎、卵巢功能不全、肾小球硬化症、坏死性小肠结肠炎和鼾症等。同时，本书也介绍了一些早期综合防治措施，以帮助读者更好地了解和预防这些胎源性疾病。

本科普专著从科普教育的角度，总结了国内外研究进展和作者团队二十多年来从事胎源性疾病的研究经验和理论成果。希望本书的出版能够加深读者对胎源性疾病的认识，并为准父母提供科学备孕的参考意见和建议。由于作者水平所限，本书内容可能存在诸多不足之处。我们非常欢迎读者们的指正和意见，以便不断改进和完善本书的内容。希望通过我们的努力，能够为读者普及胎源性疾病的相关知识，助力健康中国建设。

汪晖　徐丹　郭喻

2025年3月

目 录

上篇
胎源性疾病发生的环境和亲代影响因素

下篇
胎源性疾病发生的宫内起源与早期防治

上 篇

胎源性疾病发生的环境和亲代影响因素

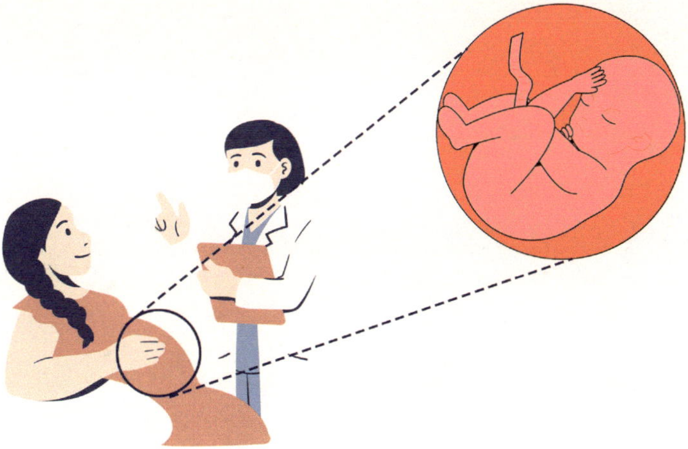

1 基因从一出生就决定了吗？

我们所处的环境不仅塑造着我们的外貌和特征，还对我们的基因产生着深远的影响。尽管 DNA序列是我们遗传信息的主要载体，但近年来的研究表明，在不影响DNA序列的情况下，环境可以通过表观遗传修饰调控基因的表达[1]。简单来说，就是环境可以影响基因的表达。

生命的遗传密码

——DNA序列

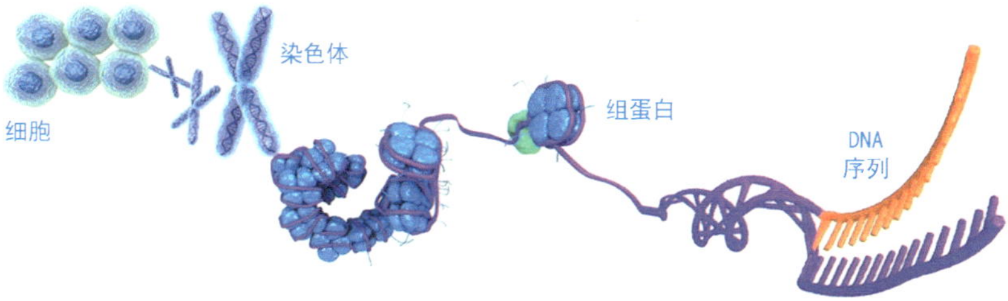

同卵双胞胎表型差异揭示环境对表型的影响

大量证据表明，同卵双胞胎（两者基因几乎完全相同）在婴儿时期有着相似的外貌和行为。然而，科学家发现，随着年龄的增长，同卵双胞胎之间也存在着表型的差异，如疾病易感性或个性的不同[2]。这意味着环境在塑造人类特征和个体差异方面可能起着较大的作用。环境因素如饮食、生活方式和生活经历等，可以通过影响基因的表达来改变人们的外观、行为和健康状况，从而导致双胞胎表型的差异[2]。这个差异不能完全归因于遗传因素，因为他们的基因是几乎相同的。

什么是表观遗传学?

那么，环境是如何改变基因表达的呢？这主要是表观遗传学的作用。表观遗传学是指基因的DNA序列未发生改变，但可以影响基因表达和表型的一种遗传学修饰形式。最早的表观遗传学研究主要集中在印记基因和DNA甲基化上[3]。印记基因是由父母遗传给子代的一种特殊基因，它们通过DNA甲基化来调控基因表达。此外，还有其他的表观遗传修饰机制，如组蛋白修饰和非编码RNA等。这些修饰机制可以受环境因素的调控，进而影响基因的活性和功能。

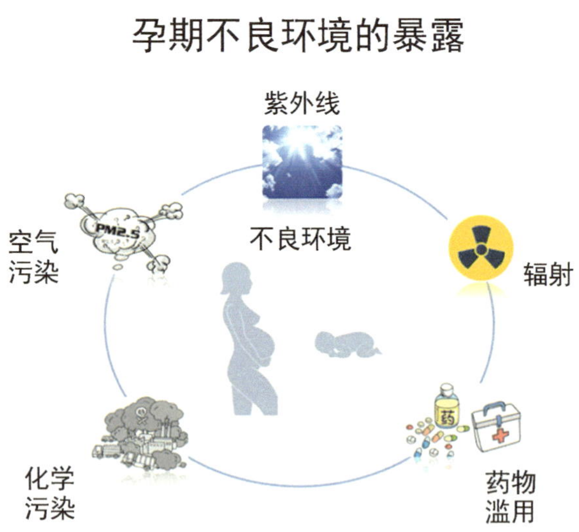

环境是如何通过表观遗传影响子代表型和健康？

研究表明，孕期环境的变化可以改变子代基因的表达模式，进而影响成年子代的表型和健康。一个经典的例子是对荷兰饥荒的研究[4]。第二次世界大战期间，荷兰部分地区遭受饥荒，孕期处于饥荒期的妇女所生下的孩子在出生时体重较轻。这些孩子在成年后则表现出更高的代谢性疾病易患率，包括心脏病和糖尿病。进一步研究发现，这些孩子的DNA甲基化模式发生了变化，这可能是环境对基因表达产生的一种长期影响[5]。此外，母体孕期补充维生素C对于基因表观遗传修饰和雌性胎儿生殖细胞的发育是必需的。母体孕期缺乏维生素C并不影响胚胎发育，但会导致雌性后代成年后生殖细胞数量减少、减数分裂延迟和繁殖力下降[6, 7]。另外，叶酸也对婴儿的发育至关重要。研究发现，如果孕妇在受孕前和孕早期补充足够的叶酸，可以通过改善基因的表观遗传修饰，来降低胎儿出生缺陷的风险，如脊椎裂、脑脊髓管畸形、口腔裂和心脏缺陷等[8]。这些研究为我们揭示了环境改变表型的奥秘。

干预表观遗传的手段

了解了环境如何通过表观遗传影响我们的基因和健康后，大家不禁要问：一旦出现不良影响，是否有方法来干预这一过程？

虽然这个领域的研究还处于初级阶段，但已经取得了一些进展。研究人员正在探索干预表观遗传的方法，包括营养干预、药物治疗和行为调整等。通过调节表观遗传修饰的变化，或许能够影响基因表达，从而改善健康状况。比如营养干预，可通过补充关键维生素和微量元素，如叶酸、维生素C等，影响DNA甲基化和其他表观遗传机制。这种干预策略在孕前和孕期尤其重要，因为胚胎发育阶段对环境因素更为敏感。另外，健康生活方式也可能对表观遗传产生积极影响。适当的饮食、规律的运动、充足的睡眠和减少应激等措施被认为有助于维持正常的表观遗传调控。虽然目前对于干预表观遗传的方法仍需进一步研究，但这些初步的发现为我们认识和改变表观遗传变化提供了新的方向和希望。

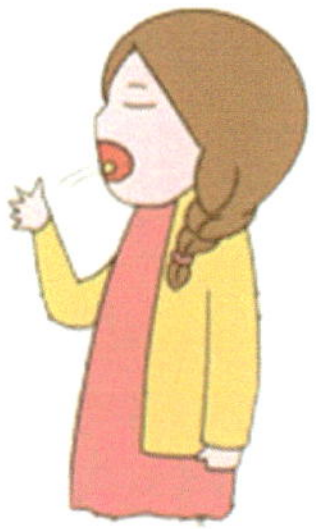

乱用药

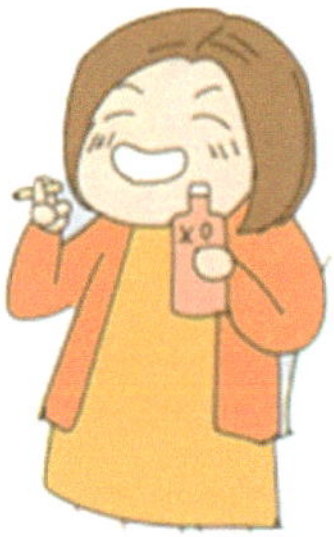

抽烟、酗酒

错误做法×

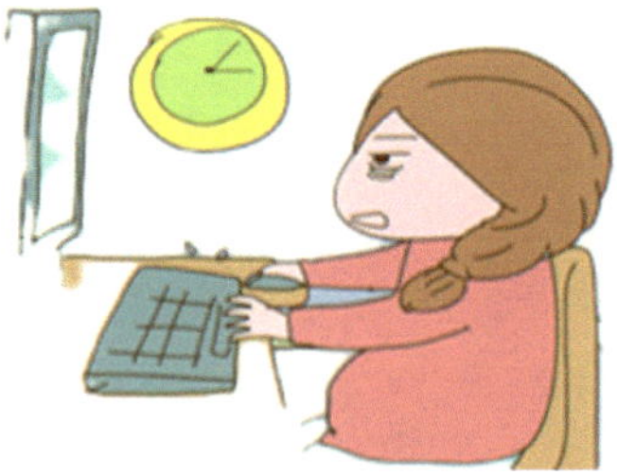

经常熬夜

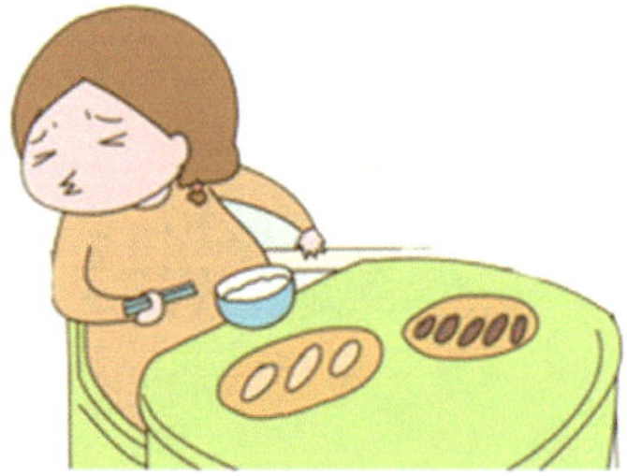

偏食、挑食

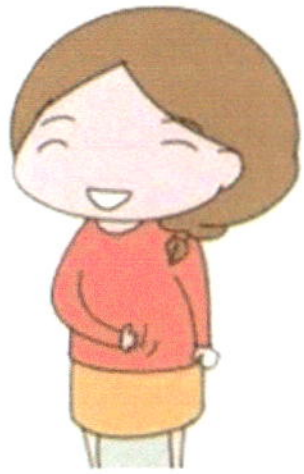

心情愉悦

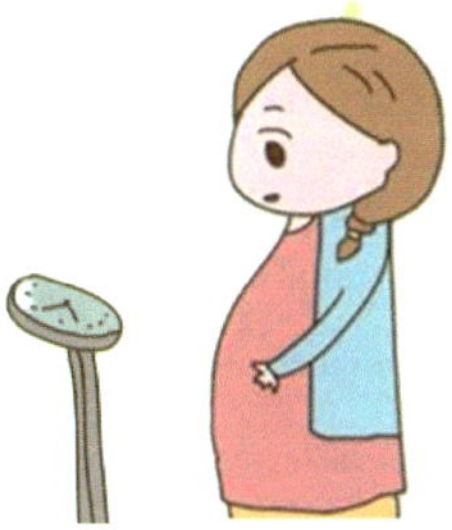

控制体重

正确做法 √

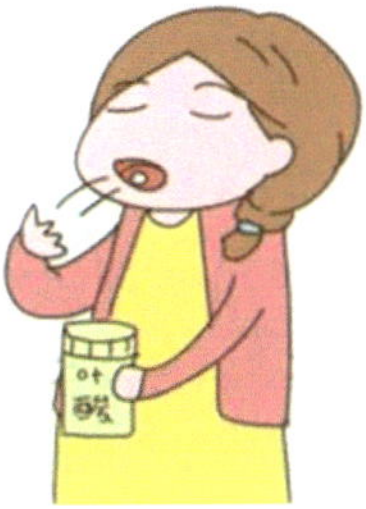

营养补充

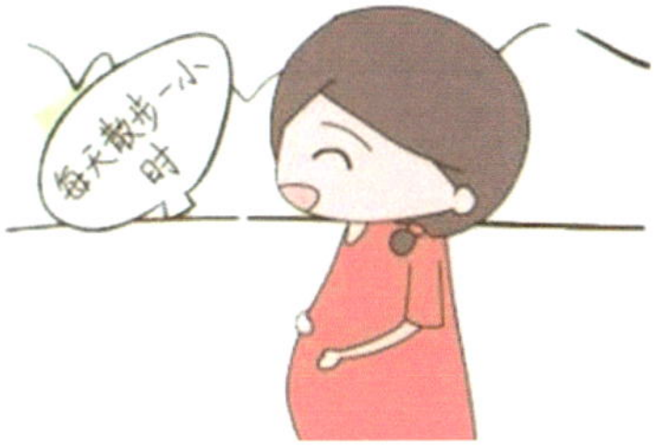

适当锻炼

表观遗传学的研究揭示了环境与基因之间复杂的相互作用关系。环境因素可以通过调控基因表达的方式影响我们的基因和健康。通过了解表观遗传学，我们能够更好地认识到基因不是唯一决定我们命运的因素，环境同样起着重要的作用。环境影响基因的表达这个问题非常复杂，涉及许多不同的因素。虽然我们无法控制所有的环境因素，但是我们可以通过一些措施来减少不良环境对健康的影响。尤其对于即将成为父母的人来说，尽量保持良好的习惯非常重要，如均衡饮食、规律运动、适度休息等。同时，也要注意避免一些不良的生活习惯，如吸烟、饮酒、过度使用药物等。只有这样，才能最大程度地减少环境因素对自身和后代产生的不利影响，从而拥有健康的身体和获得更好的生活品质。

参考文献

[1] Jelenkovic A, Sund R, Hur Y M, et al. Genetic and environmental influences on height from infancy to early adulthood: an individual-based pooled analysis of 45 twin cohorts. Sci Rep, 2016, 6: 28496.

[2] Fraga M F, Ballestar E, Paz M F, et al. Epigenetic differences arise during the lifetime of monozygotic twins. Proc Natl Acad Sci U S A, 2005, 102(30): 10604-10609.

[3] Waddington C H. Canalization of development and genetic assimilation of acquired characters. Nature, 1959, 183(4676): 1654-1655.

[4] Stein A D, Zybert P A, van de Bor M, et al. Intrauterine famine exposure and body proportions at birth: the Dutch Hunger Winter. Int J Epidemiol, 2004, 33(4): 831-836.

[5] Heijmans B T, Tobi E W, Stein A D, et al. Persistent epigenetic differences associated with prenatal exposure to famine in humans. Proc Natl Acad Sci U S A, 2008, 105(44): 17046-17049.

[6] DiTroia S P, Percharde M, Guerquin M J, et al. Maternal vitamin C regulates reprogramming of DNA methylation and germline development. Nature, 2019, 573(7773): 271-275.

[7] Baker P N, Wheeler S J, Sanders T A, et al. A prospective study of micronutrient status in adolescent pregnancy. Am J Clin Nutr, 2009, 89(4): 1114-1124.

[8] Scholl T O, Johnson W G. Folic acid: influence on the outcome of pregnancy. Am J Clin Nutr, 2000, 71(5 Suppl): 1295-1303.

（谭杨、郭舜、张帆）

2 重视生命早期营养——从孕期开始

“生命早期1000天”是指从女性受孕开始，包括胎儿期（约280天）和宝宝出生之后的头两年（约720天）。这1000天被世界卫生组织定义为一个人生长发育“机遇窗口期”，这段时期不仅能影响婴儿时期的体格发育和脑发育，也是预防成年慢性疾病关键的窗口期，为终身代谢健康奠定基础，对健康和远期的疾病风险有着持久的影响[1]。《国民营养计划（2017—2030年）》明确指出，开展生命早期1000天的营养健康行动，可以保障母婴安全和儿童健康。

生命早期的营养缺乏会对个人产生什么影响呢？在整个20世纪，人类经历了近十次大饥荒，其中广为人知的有“列宁格勒饥荒”和“荷兰大饥荒”等，这些饥荒不仅对当时的人们造成了巨大影响，也影响着他们的后代。英国学者David Barker对在荷兰大饥荒时期怀孕妇女所生育的后代进行研究，发现这些在生命早期（包括胎儿、婴儿时期）遭遇过营养缺乏的后代，在成年之后发生心血管疾病、2型糖尿病、骨质疏松症、肥胖等的风险明显高于其他人，因此他提出了“健康与疾病的发育起源（developmental origins of health and diseases，DOHaD）”学说[2]。

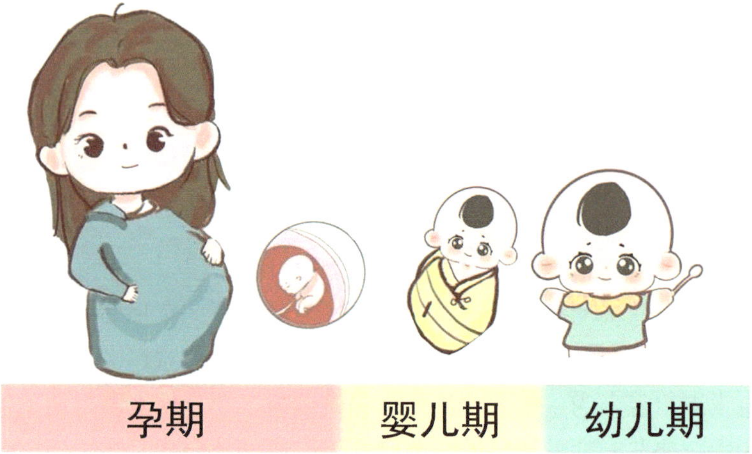

生命早期1000天可以划分为三个阶段：第一阶段是孕期的280天（胎儿40周），第二阶段是哺乳期的180天（婴儿0～6个月），第三阶段是宝宝添加辅食的540天（幼儿6个月～2岁）。其核心内容包括：孕期适宜营养，获得良好妊娠结局；出生后0～6个月纯母乳喂养，使婴儿获得健康生长；6～24个月科学添加辅食，完成单一乳类到食物多样化的过渡，建立健康膳食模式，获得行为智力发育。其中孕期营养在生命早期1000天中尤为重要[3]，它是胎儿时期生长发育的基础，对整个胎儿细胞的成熟、增殖和分化至关重要。孕期良好的营养状况，可降低新生儿成年后疾病的发生率，关系到成年后的健康状况。

孕期母亲营养状况与其体重密切相关，而孕期体重增加多少，孕前体重说了算！不同体重增长情况是不同的，可以根据身体质量指数（body mass index，BMI）来对比判断。BMI是通过体重（kg）除以身高（m）的平方计算得来，围孕期女性需要保持在18.5～24.0的健康水平。现代女性以瘦为美，可能因过度节食导致体重过低。母亲孕前体重过低反映了其营养状况较差，会对母子近期及远期健康状况产生不利的影响。怀孕后，如果体内脂肪含量不足以维持雌激素的水平，会导致孕早期流产的发生风险增加。孕中、晚期体内脂肪含量不足也将影响胎儿发育和产后泌乳。而孕期妈妈也可能因超重、肥胖导致妊娠期并发症和巨大儿等，危害婴儿的健康。因此，孕期营养呈现出“U”形的风险曲线，不足或过量都会对胎儿产生不良影响，并可能通过“编程”胎儿异常的器官发育和系统功能发展，造成孩子成年后的慢性疾病易感。例如，不同怀孕阶段的能量限制可能和孩子成年后的肥胖、血脂异常、胰岛素抵抗和冠心病有关。另外，孕妇饮食中蛋白质/碳水化合物比例过高或过低，均可能导致后代成年后的高血压[4]。

孕期身体质量指数分类标准

孕期体重指数分类		总增长值范围(kg)	孕中晚期每周体重增长值及范围(kg/周)
低体重	BMI＜18.5 kg/m²	11.0～16.0	0.46(0.37～0.56)
正常体重	18.5 kg/m²≤BMI＜24.0 kg/m²	8.0～14.0	0.37(0.26～0.48)
超重	24.0 kg/m²≤BMI＜28.0 kg/m²	7.0～11.0	0.30(0.22～0.37)
肥胖	BMI≥28.0 kg/m²	5.0～9.0	0.22(0.15～0.30)

怀孕期间的生理变化导致营养需求的变化。在孕期的前2～8周内，母亲的营养状况影响早期胚胎发育、器官发生和神经发育。在孕中期和晚期，胎儿会积累营养物质以供出生后使用。那么孕妈妈到底该怎么吃才能满足胎儿的营养需求呢？

首先，整个孕期都要注意维生素和矿物质的补充；其次，要保证奶、鱼、禽、蛋、瘦肉的摄入量；最后，要注意维持孕期的适宜增重（孕前正常体重下，体重增加范围为11.0～16.0 kg）。

此外，孕期各阶段的营养需求也有不同的讲究[5]。

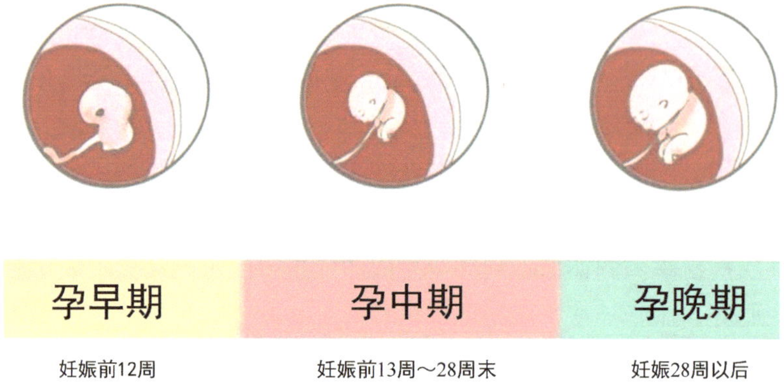

孕早期：胎儿生长发育缓慢，食物量不需要增加，基本和孕前保持一致，但要保证关键营养素的供给，例如需补充叶酸、食用碘盐。如果出现早孕反应，则需要保证孕妇每天摄入130 g碳水化合物，如可用干性食物（如面包干、馒头片）代替汤汤水水，饮食需少油，避免过甜的食物，或尝试服用温姜汁以减少孕吐。在孕早期，建议大家做到“膳食可口量不增，碳水充分不能少，营养补短不乱补，增重两公斤不许超”。

孕中期：胎儿生长速度逐渐增快，每天需额外增加300 kcal（千卡路里，1 cal=4.19 J）的能量摄入。需要全面均衡的营养补充，例如蛋白质、铁、钙和膳食纤维。蛋白质方面，建议摄入肉、蛋、奶、豆制品等富含优质蛋白的食物，以满足胎儿生长发育的需要。铁的需求量约为孕早期和非孕期的10倍，建议每周吃1～2次红肉或动物肝脏，每次食用量控制在100 g以内。增加奶制品、芝麻酱、豆制品的摄入，可补充钙质。孕期容易出现便秘，可通过补充膳食纤维避免，例如魔芋、粗粮、杂豆等。避免摄入过多水果，每日不超过200 g。

孕晚期：孕妈妈对营养的需求持续增加，注意高蛋白质食物的摄入，如奶、肉类。铁的摄入量增至每天29 mg，日常膳食若无法满足，可适当补充铁剂。每日奶（纯牛奶、酸奶或奶粉等）的摄入量需达到500 g，基本等于2杯奶）。每天增加食用鱼、禽、蛋、瘦肉共计200～250 g，深海鱼类的摄入为2～3次/周，这一阶段蛋白质推荐的每日摄入量为70～85 g。随着胎儿的生长，孕妈妈在不同时间段所需的营养逐渐增加，根据下图中国孕期妇女平衡膳食宝塔，可以看到包括油、奶类、大豆、坚果、鱼禽蛋肉类、蔬菜水果类、谷薯类等，孕期需求量应高于日常水平，还需要精细搭配。

综上所述，重视生命早期，从孕期开始，保证孕期合理的营养搭配，是对孩子最佳的投资方式之一。此阶段营养摄入对孩子的体格生长、神经发育以及心理健康都起到了决定性的作用，并影响孩子的未来，可为孩子一生的健康奠定基础。

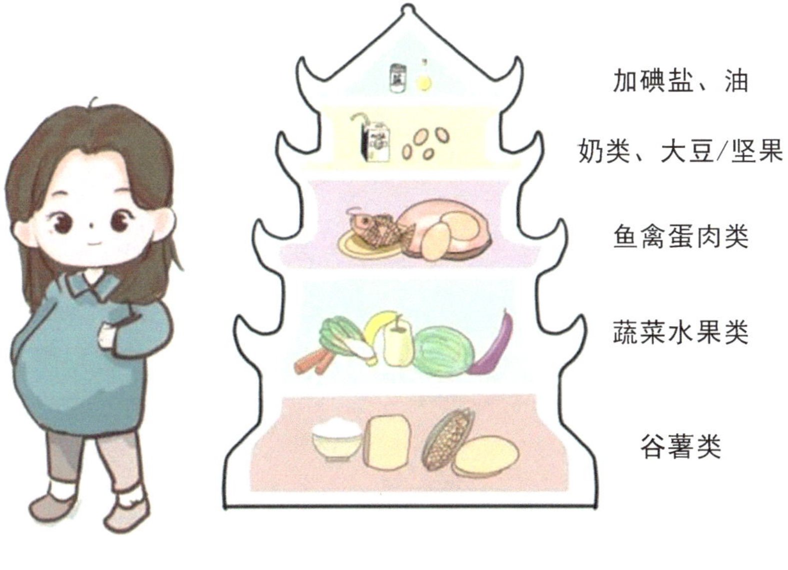

中国孕期妇女平衡膳食宝塔

参考文献

[1] Bianco-Miotto T, Craig J M, Gasser Y P, et al. Epigenetics and DOHaD: from basics to birth and beyond. J Dev Orig Health Dis, 2017, 8(5): 513-519.

[2] Goyal D, Limesand S W, Goyal R. Epigenetic responses and the developmental origins of health and disease. J Endocrinol, 2019, 242(1): 105-119.

[3] Schwarzenberg S J, Georgieff M K. Advocacy for improving nutrition in the first 1000 days to support childhood development and adult health. Pediatrics, 2018, 141(2): e20173716.

[4] Mate A, Reyes-Goya C, Santana-Garrido Á, et al. Lifestyle, Maternal Nutrition and Healthy Pregnancy. Curr Vasc Pharmacol, 2021, 19(2): 132-140.

[5] 中国营养学会膳食指南修订专家委员会妇幼人群膳食指南修订专家工作组. 孕期妇女膳食指南. 临床儿科杂志, 2016, 34(11): 877-880.

（郭喻、王松狄、小徐丹）

3 带你认识“不一样”的雌激素

雌激素是女性体内重要的内分泌激素之一。雌激素不仅能促进和维持女性特征，还能促进骨骼的生长和成熟，维持内分泌、心血管、代谢等系统的正常运行。怀孕后，妈妈体内的雌激素会悄悄地发生改变。那么，孕期的雌激素和非孕期相比会有什么不一样呢？孕妈妈“雌激素”水平的变化会对宫内宝宝带来什么样的影响呢？让我们来一探究竟！

雌激素在孕期与非孕期有什么不同？

女性体内的雌激素种类有很多，血液循环中最为丰富的是雌二醇。孕10周后，雌激素的产生部位从母体卵巢转移到胎盘。胎盘作为母体与胎儿之间的重要连接器官，负责于孕晚期合成雌激素，并通过胎盘转运体将雌激素运输到胎儿体内，支持胎儿的生长发育。同时，孕期雌激素的含量和作用也将发生明显变化。研究发现，孕期雌激素水平会随着孕周的增加而增加，在孕中晚期可达到未怀孕时的几十倍，并且在双胎和多胎妊娠时升高得更为明显。孕期雌激素除了继续维持未孕前的必要生理功能，还多了许多孕期特有的功能。例如，孕期雌激素不仅能在孕早期与孕激素共同维持胎盘的正常发育、调节胎盘功能，还可以在孕晚期启动分娩过程。更为重要的是，孕期雌激素的水平变化可以用来监测胎儿、胎盘的受损情况，评估胎儿是否生长受阻，从而反映其宫内发育情况[1]。

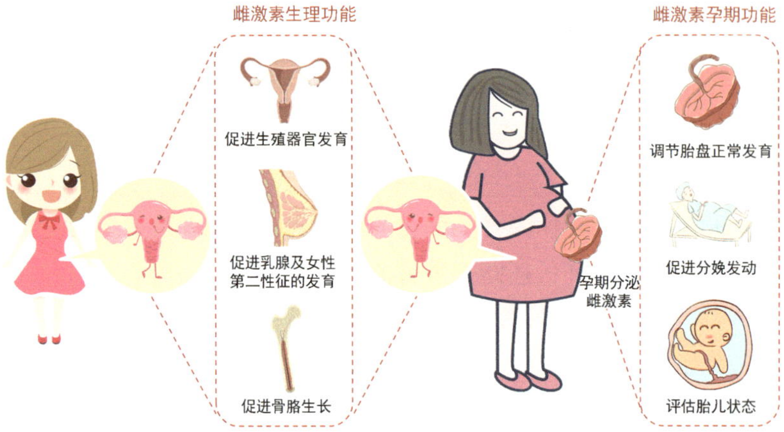

孕期雌激素的异常改变可能由哪些因素引起？

孕期的雌激素不仅在来源、含量和作用上与非孕期的不一样，而且更容易受到自身或外界环境的影响而发生改变。生理状态下，孕期雌激素水平会随着怀孕周龄发生相应的变化，但同时也容易受到其他因素的影响。当孕妇本身处于疾病状态（如多囊卵巢综合征[2]、妊娠并发症）时，将影响体内雌激素的产生和胎盘的转运，从而导致孕妈妈与胎儿循环中雌激素水平异常。另外，采用辅助生殖技术怀孕的妈妈，也可能因为卵泡过度刺激而出现雌激素水平异常升高。

除了母体自身的健康状态受损、胎盘功能障碍会对雌激素水平产生不良影响[3]，孕妈妈在怀孕期间所暴露的多种不良环境也可能是导致其雌激素水平异常改变的重要因素。研究发现，环境污染物（如工业生产产生的氟和重金属污染、香烟中的尼古丁等）、环境内分泌干扰物和类雌激素物质（如塑料产品中的双酚A和邻苯二甲酸酯等）以及一些药物暴露，都可能导致孕期雌激素水平异常改变。

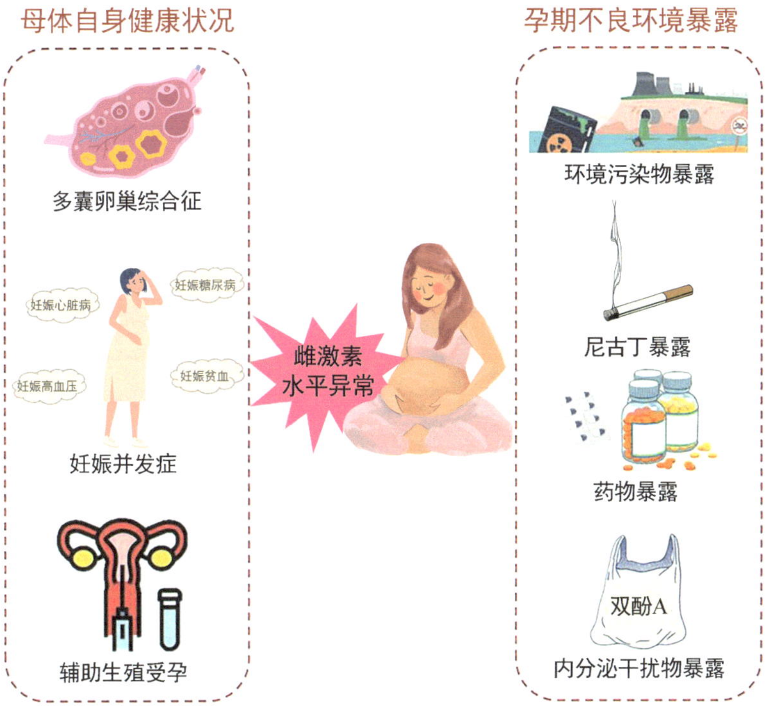

孕期雌激素水平异常对宝宝有哪些危害呢?

孕期正常的雌激素水平对宝宝的生长发育十分重要。雌激素水平是否在正常范围内需结合医院出具的检测报告进行诊断。异常的孕期雌激素水平会直接或间接地影响宝宝在宫内时期的各器官发育。例如，孕期女宝宝的卵巢和乳腺若暴露于异常的雌激素环境，可能会导致其青春期之后第二性征出现、生殖功能维持和雌激素合成功能受损。孕期男宝宝的睾丸若暴露于异常的雌激素环境，可能会损害其生殖潜力和成年期精子发生能力，导致男性生育力降低[4]。除此之外，孕期异常升高的雌激素还可能影响孩子的神经发育、学习空间记忆能力和社交能力。

越来越多的证据表明，孕期异常的雌激素水平还可能与子代成年后多种疾病的易感性增加相关。研究表明，孕期雌激素水平过高的子代成年后，患心血管功能障碍、骨质疏松症、糖尿病、乳腺癌[5]等全身代谢性疾病的风险相对升高。

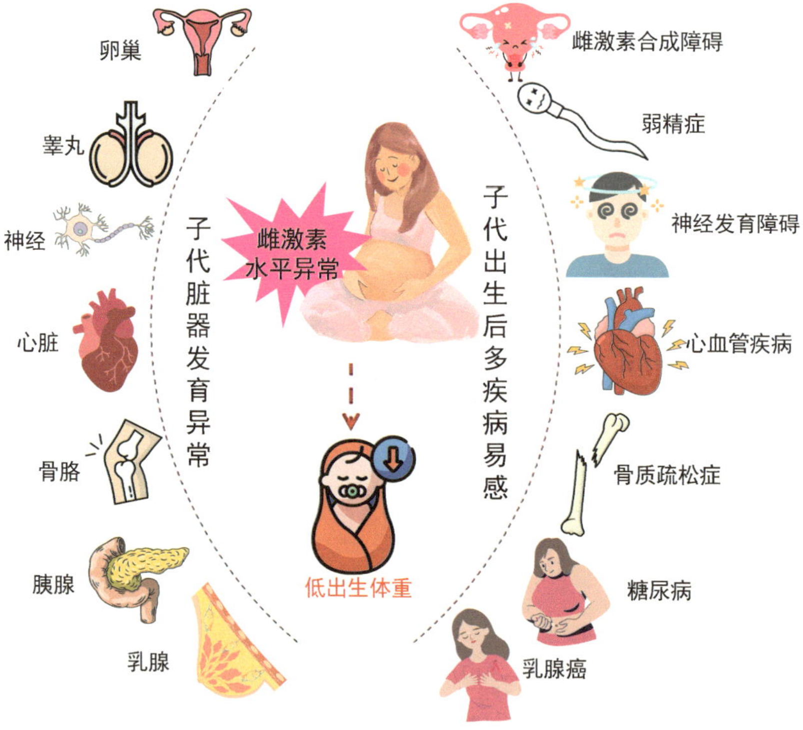

如何预防孕期雌激素水平异常呢？

既然孕期雌激素水平异常会对胎儿发育造成多种不良影响，那么孕妈妈应该如何进行预防呢？

首先，孕期适当运动有助于提高孕妇体质并增强其身体抵抗力。孕妈妈可以选择的运动包括散步、游泳、瑜伽等。运动前务必穿着适合运动的服装，并做好热身运动，运动强度适当，最佳运动期在孕期的4～7个月，每次不应超过30分钟。运动过程中如出现不适应及时停止。

其次，孕妈妈也要保持规律的生活作息习惯，多吃些蛋白质含量高的食物。当雌激素水平略高于正常范围时，可以控制豆制品、蜂蜜等食物的摄入量；而当雌激素水平轻微过低时，则可以适当补充一些豆制品、富含硒和锌的食物（如海鲜、动物内脏等）。

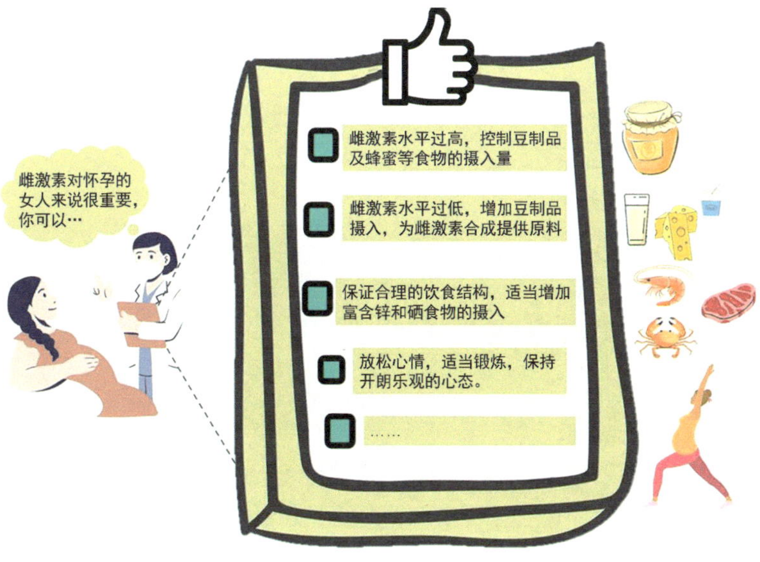
雌激素对怀孕的女人来说很重要，你可以…
雌激素水平过高，控制豆制品及蜂蜜等食物的摄入量
雌激素水平过低，增加豆制品摄入，为雌激素合成提供原料
保证合理的饮食结构，适当增加富含锌和硒食物的摄入
放松心情，适当锻炼，保持开朗乐观的心态。
……

最后，一般情况下，孕妈妈一定要按医生要求定期进行体检。只要孕期雌激素水平在正常范围内保持稳步上升，孕妈妈就不用太过担心。但当雌激素明显低于正常范围时，应引起高度重视，尽早到正规医院进行检查和治疗，在医生指导下用药，以免对胎儿发育造成不良的影响。

参考文献

[1] Caiazza F, Ryan E J, Doherty G, et al. Estrogen receptors and their implications in colorectal carcinogenesis. Front Onco, 2015, 5: 19.

[2] 沈澍, 周晓燕, 胡恒贵, 等. 血清INHB、IGF-1、VEGF、E2在多囊卵巢综合征患者中的表达及临床意义.国际检验医学杂志, 2019, 40(2): 181-183+187.

[3] Matsuura S, Itakura A, Ohno Y, et al. Effects of estradiol administration on feto-placental growth in rat. Early Hum Dev, 2004, 77(1-2): 47-56.

[4] Liu X, Wang Z, Liu F. Chronic exposure of BPA impairs male germ cell proliferation and induces lower sperm quality in male mice. Chemosphere, 2021, 262: 127880.

[5] Ekbom A, Trichopoulos D, Adami H O, et al. Evidence of prenatal influences on breast cancer risk. Lancet, 1992, 340(8826): 1015-1018.

（汪晖、金秀平、李雅婷、李肖敏）

4 过往“孕”烟，胎病隐现——吸烟的危害离孕妈妈和胎儿有多近？

据统计，当前我国国民的吸烟率在20%以上，而被动吸烟率高达46.5%。其中，孕妈妈是受环境烟草烟雾暴露严重影响的主要和特殊人群[1]。如果孕妈妈暴露在环境烟草烟雾中，不仅自身健康受到影响，对正处于关键生长发育阶段的胎儿也会有较大危害。对孕妈妈来说，主动或被动接触香烟烟雾均可能导致胎儿畸形、早产、流产，甚至死胎等不良妊娠结局[2]。一手烟（吸烟者吸入的烟气）、二手烟（环境烟草烟雾）和三手烟（物品表面烟草残留物）的暴露对孕妈妈和胎儿的影响可能远远超出我们的认知。

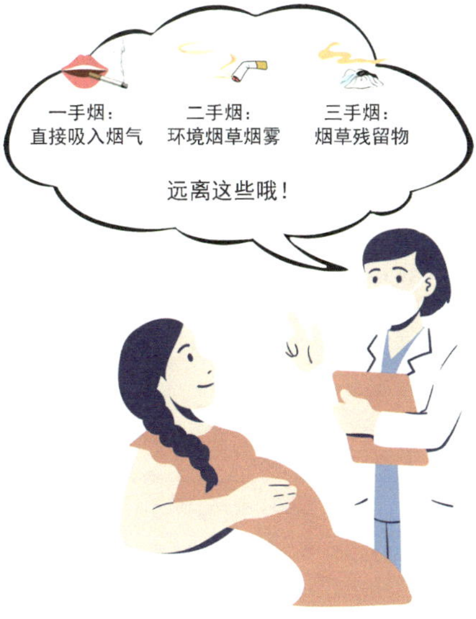
一手烟：
直接吸入烟气
二手烟：
环境烟草烟雾
三手烟：
烟草残留物
远离这些哦！

香烟中的毒物对孕妈妈和胎儿有哪些不良影响呢？

香烟烟雾中含有大量有毒有害物质，如尼古丁、一氧化碳、焦油等。吸烟是导致多种疾病（包括肺癌、心血管疾病、慢性阻塞性肺疾病等）的主要危险因素之一。据统计，全球每年有超过600万人死于与吸烟有关的疾病。

对孕妈妈而言，主动或被动吸烟可能引起呼吸系统功能降低，更易感染肺部疾病等[3]。此外，烟草烟雾中的有害物质可能导致孕妈妈动脉血管收缩，引发高血压；同时可能影响脂质代谢，导致高血脂等，增加妊娠并发症的发生率。烟草中可致癌的有害物质高达69种，这些物质可能会引起机体基因突变，影响正常的生长调控，导致细胞癌变及恶性肿瘤发生，加上孕期激素的改变，致癌风险更高。

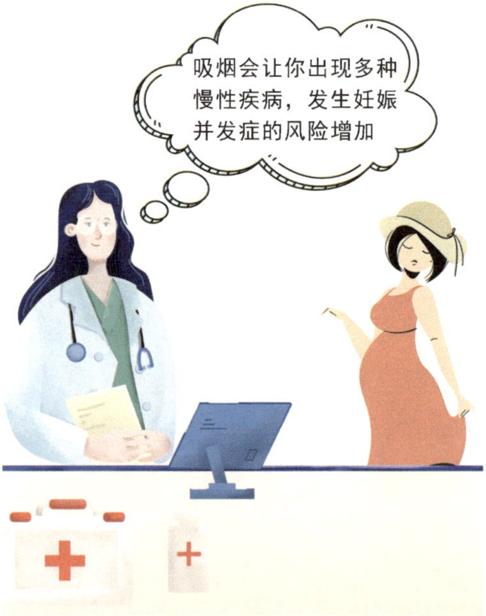
吸烟会让你出现多种
慢性疾病，发生妊娠
并发症的风险增加

对胎儿而言，香烟中的多种毒物能透过胎盘进入胎儿体内，进而影响胎儿的正常发育。在胎儿体内如果检测到了尼古丁的降解物，其浓度甚至超过孕妈妈血液中的浓度，这提示香烟中的有害物质可能在胎儿体内蓄积，对胎儿造成慢性毒性，引起出生缺陷并提高多种疾病的发病风险，如唇腭裂、先天性心脏病、无脑儿等[4]。还有研究表明，香烟烟雾暴露可诱发宫内胎儿生长受限，并增加子代出生后相关代谢疾病的易感性，其潜在机制主要与胎儿期的神经内分泌系统改变有关，并能延续到出生后[5]。此外，相较于不吸烟妈妈的子代，有烟瘾的孕妈妈其子代染上烟瘾的风险高约2倍。

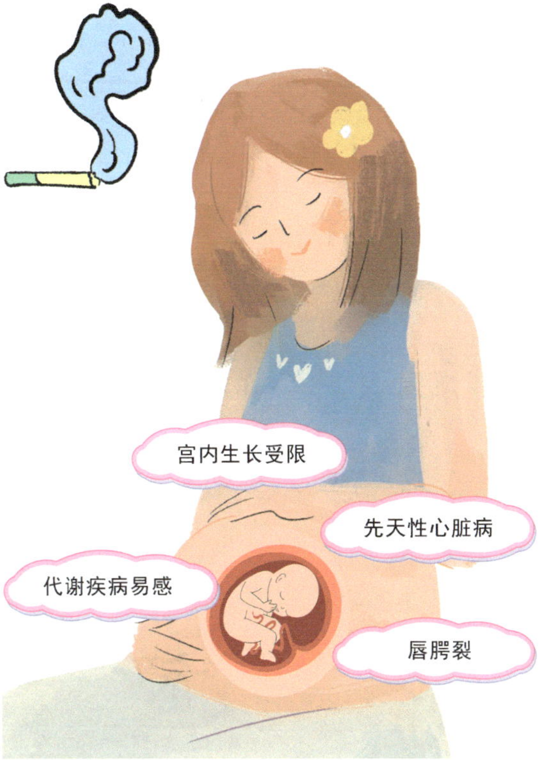

应如何有效预防香烟烟雾对孕妈妈和胎儿的危害？

对主动吸烟的孕妈妈而言，最主要的措施就是自身戒烟。为吸烟孕妈妈提供社会支持与心理干预咨询也是非常有效的控烟方法，另外还有药物参与的尼古丁替代疗法等[6]。大众也应该积极创造更健康的无烟环境，以减轻孕妈妈和胎儿被动吸烟的危害，同时也能保护自身健康。具体措施包括以下内容。

（1）提高戒烟意识。了解一手烟、二手烟、三手烟对孕妈妈和胎儿的危害，鼓励家人和朋友戒烟，婉拒“见面递一支烟”的交际方式。相关组织应开展戒烟健康教育和宣传活动。

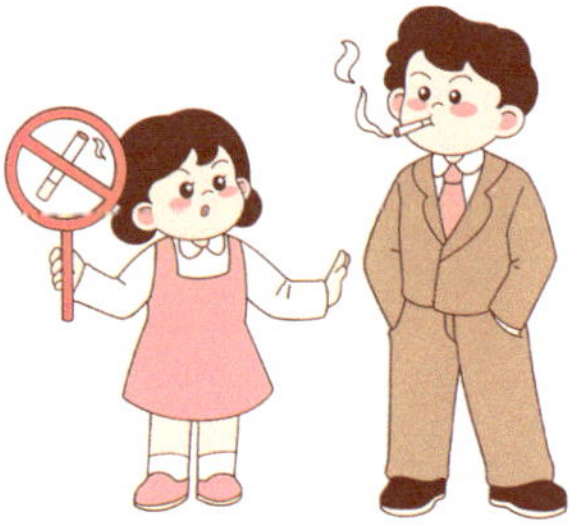

提高戒烟意识

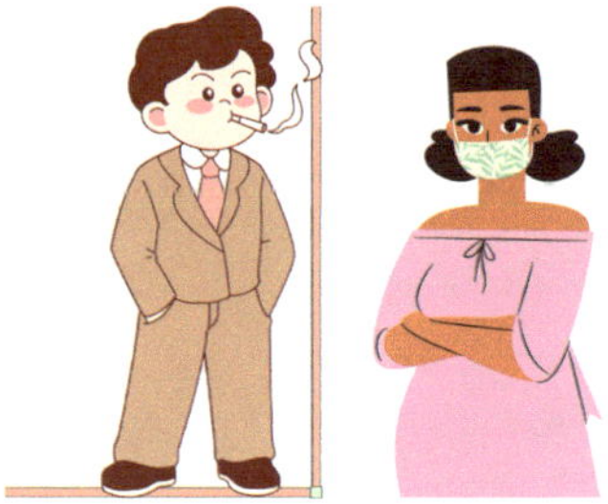

避免烟雾吸入

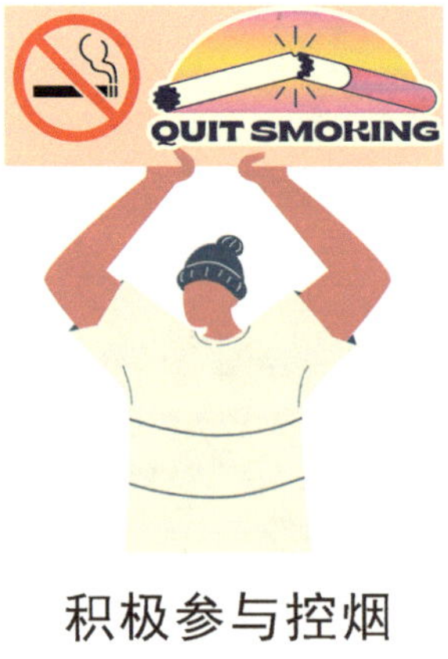

积极参与控烟

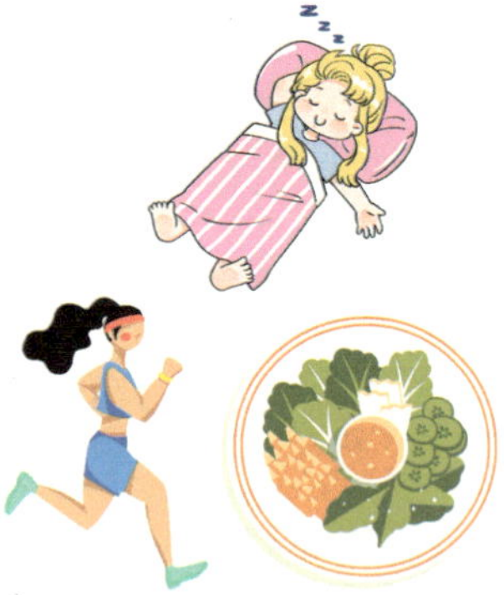

增强健康体质

（2）避免烟雾吸入。禁止在公共场所吸烟，同时建立吸烟室，避免孕妈妈暴露在有形的香烟烟雾和无形的烟雾残留环境中。孕妈妈也要主动规避吸烟人群，及时劝阻家人或公共场所吸烟者掐灭手中的香烟。

（3）积极参与控烟。禁止烟草广告促销，禁止向未成年人售烟，禁止乱扔烟头，积极参与控烟公益活动和志愿者工作。

（4）增强健康体质。保持充足且规律的睡眠，加强锻炼，在饮食中注重补充因为烟草中有害物质的影响而流失的营养素等，以预防吸烟导致的疾病。

从1989年开始，世界无烟日定为每年的5月31日，次日即为国际儿童节，其寓意是守护儿童免受烟草危害。烟雾暴露对孕妈妈和胎儿的危害不容忽视，我们应该积极参与控烟，营造健康的社会环境，为孕妈妈和胎儿的健康保驾护航。

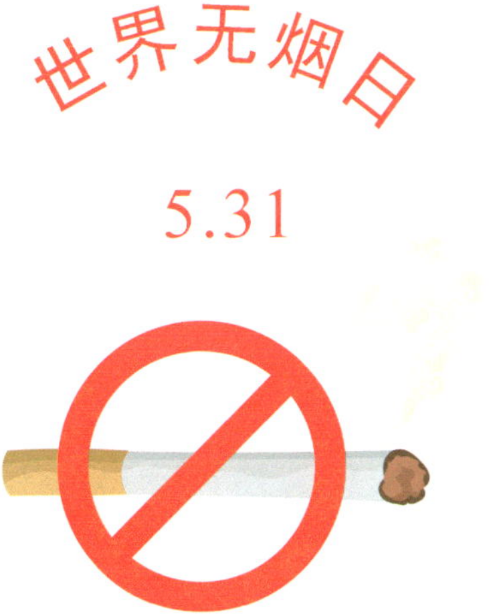

参考文献

[1] 丁园辉, 徐燕婷, 林凤琼. 妊娠期妇女被动吸烟对胎儿影响的研究. 中国实

用医药, 2015, 10(22): 272-274.
[2] Practice Committee of the American Society for Reproductive Medicine. American Society for Reproductive Medicine position statement on uterus transplantation: a committee opinion. Fertility and Sterility, 2018, 110(4): 611-618.
[3] Rabinerson D, From A, Borovich A. Active and secondhand (passive) smoking during pregnancy. Harefuah, 2020, 159(7): 503-507.
[4] Mei-Dan E, Walfisch A, Weisz B, et al. The unborn smoker: association between smoking during pregnancy and adverse perinatal outcomes. J Perinat Med, 2015, 43(5): 553-558.
[5] He B, Zhang Q, Guo Y, et al. Prenatal smoke (Nicotine) exposure and offspring's metabolic disease susceptibility in adulthood. Food Chem Toxicol, 2022, 168: 113384.
[6] Gould G S, Havard A, Lim L L, et al. Exposure to Tobacco, Environmental Tobacco Smoke and Nicotine in Pregnancy: A Pragmatic Overview of Reviews of Maternal and Child Outcomes, Effectiveness of Interventions and Barriers and Facilitators to Quitting. Int J Environ Res Public Health, 2020, 17(6): 2034.

（徐丹、龙飞、冯慧）

5 准爸妈酒精暴露对宝宝身体会有什么影响？

“莫思身外无穷事，且尽生前有限杯。”自古以来，人们对于酒具有独特的喜爱。酒类饮品是人体摄入酒精的主要来源，日常生活中的其他许多物品也可能含有酒精。酒精作为精神活性物质，对人体会造成许多伤害。那么，我们不禁想知道，准爸妈饮酒或暴露于含酒精物品中，酒精能进入到胎儿体内吗？会对宝宝发育产生什么样的影响？生育期男性孕前多久应该避免酒精暴露呢？

人们常通过接触哪些物质导致酒精暴露？

酒精又称为乙醇，是一种有机化合物，可用于制造醋酸、饮料、香精、染料、燃料等。除了常见的白酒、洋酒、啤酒、葡萄酒、果啤、米酒等各类酒品中含有酒精，各种化妆品、护肤品、香精、油墨、染料、脱漆剂、黏合剂等溶剂，汽油、橡胶、塑料、人造纤维、洗涤剂等制造原料，豆腐乳、糖浆、酱油等食品调料，各种蔬菜上残留的农药、口香糖、汽车尾气，以及碘酒、消毒湿巾、手消毒液等医用物品中也含有酒精。因此，日常生活中，人们常常自觉或不自觉地接触酒精，并受到酒精的影响。

呵护宝贝健康成长

酒精藏在哪？

1 酒精饮料

白酒、洋酒、啤酒、葡萄酒、果啤、米酒

2 消毒剂

碘酒、消毒湿巾、手消毒液

3 制造原料

汽油、橡胶、塑料、人造纤维、洗涤剂

4 有机溶剂

化妆品、护肤品、香精、油墨、染料、脱漆剂、黏合剂

5 还有这些

豆腐乳、糖浆、酱油等食品调料及各种蔬菜上残留农药

酒精通过哪些途径影响胎儿？

胎儿是通过母亲的卵子和父亲的精子结合形成受精卵进而发育而来。准爸妈酒精暴露可能会影响卵子和精子的质量，使其数量减少、活力低下、形态异常等，从而影响胎儿的发育，甚至还可能增加遗传突变的风险。除此之外，在怀孕过程中，酒精可通

过皮肤和胃肠道进入母体内，再通过血液循环经胎盘到达胎儿体内。酒精主要经肝脏中酒精代谢相关的酶（如乙醇脱氢酶ADH或CYP2E1）的作用代谢成为乙醛，然后进一步代谢成二氧化碳和水排出体外[1, 2]。宫内时期，胎儿肝脏发育还不够成熟，不能有效地代谢酒精。并且胎儿时期各项器官形态和功能尚未发育完全，多种组织屏障还没有建立起来。这意味着，酒精暴露对胎儿的影响较准爸妈可能更加严重。

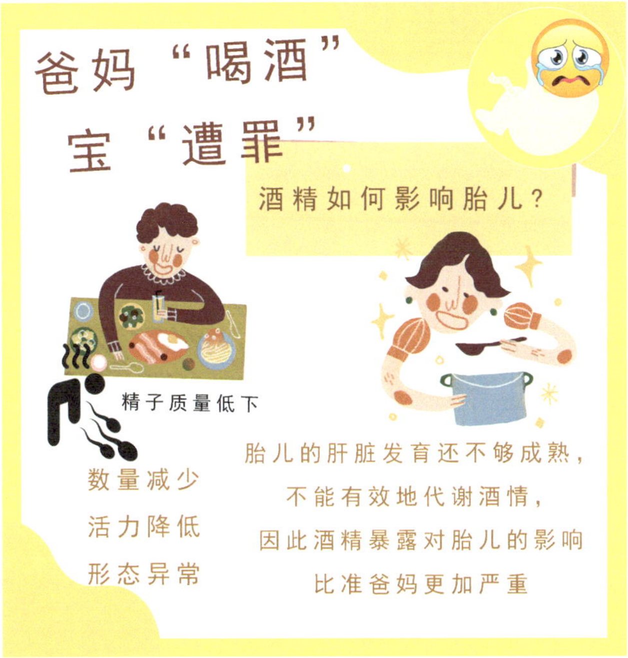

酒精对胎儿的影响有哪些?

研究表明，孕妈妈平均每日消耗1.9瓶酒精饮料（相当于

3.0～4.3 g/kg的酒精剂量[3]），甚至最低0.35 g/(kg·d)（当于1两40°白酒，约50 ml）的酒精暴露即可引起胎儿酒精综合征[4]。除此之外，孕期酒精暴露还会导致以下不良后果（如下图所示）。

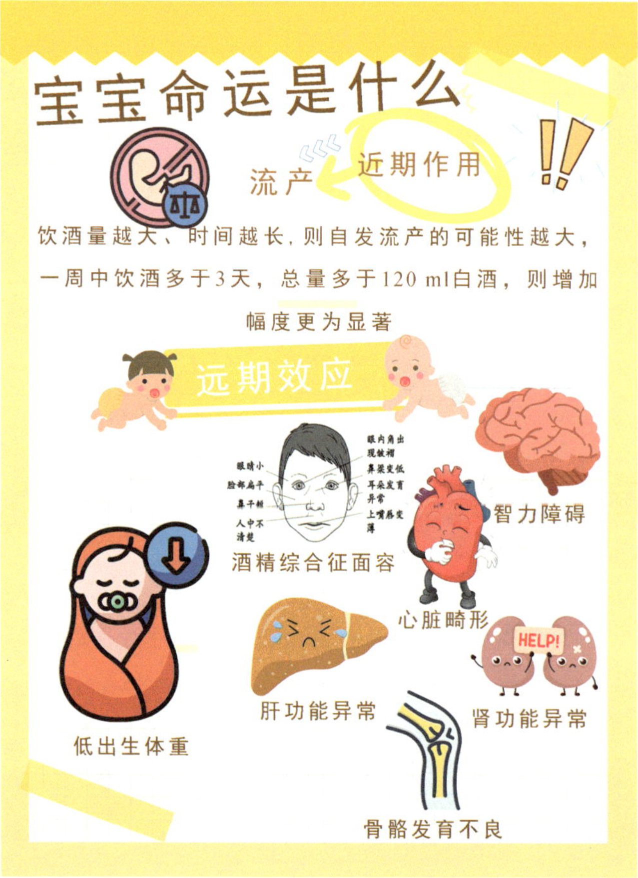

（1）流产。研究表明，酒精暴露剂量越大、时间越长，则孕妇自发流产的可能性越大；一周中饮酒多于3天，总量多于120 ml白酒，则增加幅度更为显著。研究表明，雄性动物交配前6周酒精暴露，导致妊娠率降低一半，子代体重降低，生殖器官发育受损[5]。

（2）低出生体重。流行病学调查表明，孕期有饮酒习惯的妇女，其子代出生体重显著低于孕期无饮酒习惯的妇女。这种低出生体重的新生儿可出现体格和智力发育异常，成年后发生代谢综合征及其他多种代谢性疾病（如糖尿病和非酒精性脂肪肝病等）的概率增加。并且，孕前（父亲或母亲）长期慢性酒精暴露会导致生殖细胞产生记忆行为（即表观遗传改变），而这种变化可能长时间存在，甚至导致多代遗传效应。

（3）大脑发育。已知胎儿大脑发育需要充足的氧气和营养物质来支持。孕期母亲酒精暴露可使酒精进入胎儿的血液中，而酒精的存在会干扰胎儿大脑发育，导致出生后特殊面容（如眼裂小、鼻梁矮、前额窄、鼻唇沟浅等）、精神异常（记忆和理解力弱、注意力不集中等）及成年后抑郁症等疾病发生。

（4）心脏发育。流行病学调查表明，无论父亲还是母亲酒精暴露，均与子代患先天性心脏病的增加有关[6]，并且呈现非线性剂量依赖关系。进入胎儿体内的酒精能够干扰胎儿的心脏发育过程，导致心脏畸形，如房间隔缺损、心室间隔缺损等。

（5）肝脏发育。研究表明，酒精暴露一方面可能直接损伤胎儿肝脏发育，另一方面可使胎儿肝脏中多种酶活性降低，导致肝功能障碍，进而造成成年非酒精性脂肪肝发生的可能性增加。

（6）肾脏发育。肾脏是身体的“净水器”。酒精同样也会干扰胎儿肾脏的正常发育过程。孕期酒精暴露可能导致子代肾脏肾小球数量减少、肾脏功能异常，从而造成出生后高血压和肾小球硬化发生的可能性增加。

（7）面部和口腔。酒精还可能对胎儿的面部和口腔发育产生不良影响，导致唇裂、腭裂等畸形。这是因为酒精会干扰胎儿面部骨骼和肌肉干细胞的正常增殖和分化，从而导致这些畸形的发生。

（8）骨发育。相信每个父母都关心孩子的身高，身高俨然已成为孩子的第二“颜值”。与身高息息相关的就是骨骼发育。孕期酒精暴露会影响胎儿的钙吸收，而钙是构成骨骼的主要成分，缺钙就是缺乏骨骼发育的原材料，因此也就导致“优势”身高无从谈起。酒精还会干扰胎儿的骨骼细胞生长和分化，抑制体内一些重要的生长因子（如生长激素和骨形态发生蛋白等）的产生，从而对骨骼发育产生负面影响，导致成年子代骨质疏松症的发生。

孕前应何时避免酒精暴露？意外暴露后该如何处理？

大量研究均表明，准爸妈酒精暴露均可能会影响子代健康。然而，孕期喝多少酒、喝什么酒、孕前多久停止饮酒对胎儿影响最小，目前尚未见报道，也没有统一的意见。然而，研究提示，饮酒越少，越早避免酒精暴露，对宝宝的影响越小。女性在孕前一年避免酒精暴露，能有效降低宝宝畸形的发生率。男性在孕前6个月避免酒精暴露，也能明显提高精子质量。因此，孕前应尽可能避免酒精接触，并且越早越好。但是这些也不是绝对的，偶尔意外的酒精暴露，或者酒后怀孕，也不要过于紧张，定期做好孕检（如孕15～20周做唐氏筛查、孕20～24周做四维彩超），及时评估胎儿的健康状况，也可保护胎儿健康成长。因此，孕前、孕期准爸妈应该减少对酒精的接触，坚持健康生活方式，保证良好的营养和饮食习惯，并及时进行临床筛查，这些对于孩子的健康生长和发展至关重要。

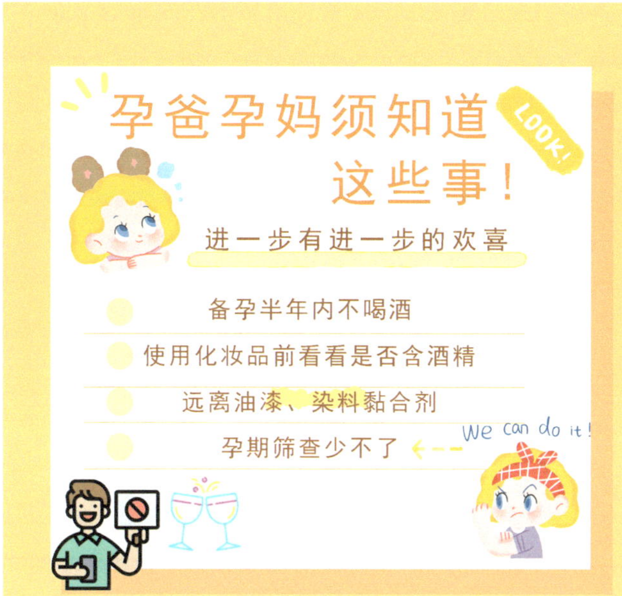
孕爸孕妈须知道
这些事！
LOOK!
进一步有进一步的欢喜
备孕半年内不喝酒
使用化妆品前看看是否含酒精
远离油漆、染料黏合剂
孕期筛查少不了
We can do it!

参考文献

[1] Reis K P, Heimfarth L, Pierozan P, et al. High postnatal susceptibility of hippocampal cytoskeleton in response to ethanol exposure during pregnancy and lactation. Alcohol, 2015, 49(7): 665-674.

[2] Chen J R, Lazarenko O P, Shankar K, et al. A role for ethanol-induced oxidative stress in controlling lineage commitment of mesenchymal stromal cells through inhibition of Wnt/beta-catenin signaling. J Bone Miner Res, 2010, 25(5): 1117-1127.

[3] May P A, Gossage J P, Brooke L E, et al. Maternal risk factors for fetal alcohol syndrome in the Western cape province of South Africa: a population-based study. Am J Public Health, 2005, 95(7): 1190-1199.

[4] Willhite C C, Hendrickx A G, Burk D T, et al. Warnings and the hazards of drinking alcoholic beverages during pregnancy. Teratology, 1988, 37(6): 609-611.

[5] Roach A N, Zimmel K N, Thomas K N, et al. Preconception paternal alcohol exposure decreases IVF embryo survival and pregnancy success rates in a mouse model. Mol Hum Reprod, 2023, 29(2): gaad002.
[6] Zhang S, Wang L, Yang T, et al. Parental alcohol consumption and the risk of congenital heart diseases in offspring: An updated systematic review and meta-analysis. Eur J Prev Cardiol, 2020, 27(4): 410-421.

（汪晖、刘亮、陈亮、朱家永）

6　上班族的“续命神器”——咖啡类饮料孕妇能喝吗？

咖啡作为世界三大饮料之一，与可可、茶同为流行于世界的主要饮品。咖啡是用经过烘焙磨粉的咖啡豆制作出来的饮料，是上班族的“续命神器”。早起慵懒困倦时，冲上一杯咖啡，就能享受被咖啡香气拥抱的惬意。因此，咖啡是现在城市精英们最爱的“生活调味品”之一。咖啡提神醒脑的关键成分是咖啡因，除咖啡以外，可乐、茶（奶茶）、红牛等饮料中均含有不同浓度的咖啡因，它是能让人饮用后精神熠熠的秘密武器。

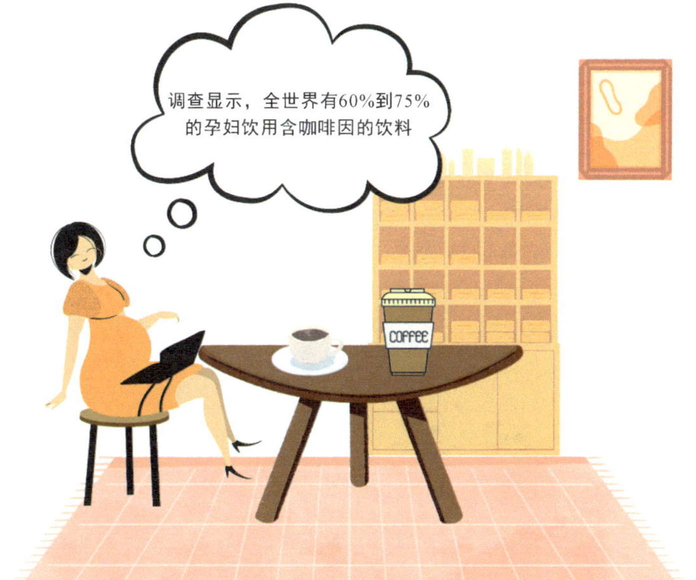
调查显示，全世界有60%到75%的孕妇饮用含咖啡因的饮料
COFFEE

孕妈妈喝咖啡会对肚子里的宝宝有影响吗？

妊娠期妇女摄入咖啡因的现象较为常见。调查显示，全世界有60%～75%的孕妇饮用含咖啡因的饮料[1]。我们需要了解，妊娠期的妈妈（尤其是最后3个月）和新生宝宝对咖啡因的代谢都比较慢，且咖啡因具有较高的脂溶性，可迅速通过胎盘屏障，所以咖啡因很容易蓄积在孕妇和胎儿体中。咖啡因具有兴奋、利尿作用，可以加重孕妇心血管和肾脏负荷，容易引起心跳加快或尿量增多等症状。而且，咖啡因对胎儿存在不良作用，严重时还会影响胎儿的生长发育[2]。有研究表明，过量饮用咖啡可以导致自发性流产、先天畸形、生长迟缓，甚至死胎等不良妊娠结局[1]。动物实验发现，高剂量咖啡因可诱导先天畸形，如心脏畸形、缺趾畸形、肛门闭锁等的发生。简而言之，过量的咖啡因对孕妈妈的v健康和宝宝的生长发育均具有不良影响。

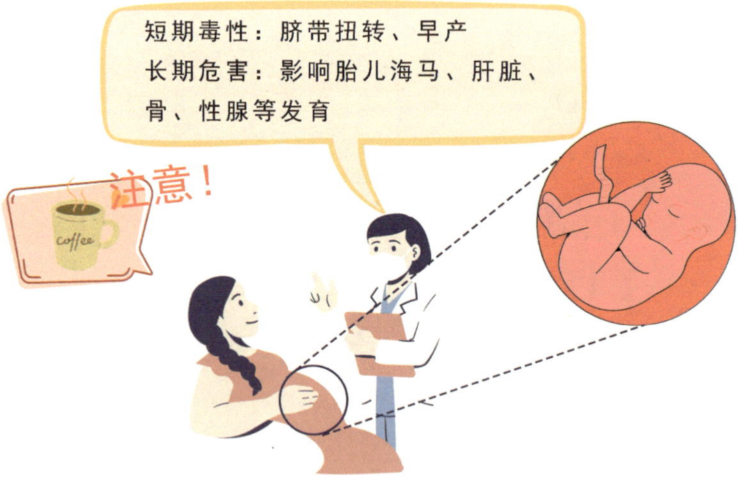

咖啡因究竟如何影响宝宝在宫内的发育呢？大量流行病学调查和实验室研究表明，孕妇长时间大量摄入咖啡因，可导致子代神经内分泌代谢编程改变，影响胎儿多脏器（海马、肝脏、性腺、肾脏及骨等）发育，导致子代出生后或成年后抑郁症、代谢综合征、骨关节炎等多种疾病易感性增加[3-6]。所以，咖啡因对宝宝生长发育的不良影响体现在多个脏器哦！

如果孕妈妈想喝咖啡，喝多少比较合适？

对大多数人来说，咖啡的提神效果明显，通常40 mg以上的咖啡因摄入，就能减缓疲劳、提高注意力和反应速度。除了提神醒脑，咖啡还能降低部分癌症的患病概率，例如乳腺癌、子宫内膜癌及肝癌。关于咖啡的饮用量，目前营养学界和医学界广为接受的推荐是：健康人每天摄入的咖啡因最好控制在210 mg左右，上限是400 mg。目前市场上含咖啡因的饮品以平均每杯150 ml，含75 mg咖啡因计算[7]，健康的成年人每天喝2～3杯较为适宜。

然而有些孕妈妈不禁要问，我是孕妇，那我能喝咖啡、可乐或茶吗？喝多少比较合适？美国食品药品监督管理局（Food and Drug Administration，FDA）建议，妊娠期应限制咖啡因的摄入，但不必完全禁止，此观点受到广泛认同。目前通常把每日咖啡因摄入量大于300 mg定义为大量咖啡因暴露。世界卫生组织推荐孕妇咖啡因摄入量应小于每天300 mg，而美国妇产科医师协会和欧洲食品安全局更明确表示：孕妇、哺乳期妇女每日摄入咖啡因量应在200 mg以下。总之，孕妈妈喝含咖啡因的饮料需要注意饮用量，每天的咖啡饮用量控制在1～2杯以内。

孕妇多喝了咖啡怎么办?

虽然建议孕妇在怀孕期间慎喝咖啡，但如果实在想喝，可以考虑饮用低咖啡因的咖啡或者严格限制咖啡的饮用量。同时，喝咖啡的时间最好是在早餐及午餐后，可以减少咖啡对肠胃的刺激。偶尔喝过量了，也不要过于紧张，放平心态，必要时请咨询临床医生。

参考文献

[1] Maslova E, Bhattacharya S, Lin S W, et al. Caffeine consumption during pregnancy and risk of preterm birth: a meta-analysis. Am J Clin Nutr, 2010, 92(5): 1120-1132.

[2] 陈宗伦. 孕期喝咖啡婴儿又瘦又小. 保健与生活, 2022, 1: 60.

[3] Xu D, Wu Y, Liu F, et al. A hypothalamic-pituitary-adrenal axis-associated neuroendocrine metabolic programmed alteration in offspring rats of IUGR induced by prenatal caffeine ingestion. Toxicol Appl Pharmacol, 2012, 264(3): 395-403.

[4] Lv F, Fan G, Wan Y, et al. Intrauterine endogenous high glucocorticoids program ovarian dysfunction in female offspring secondary to prenatal caffeine exposure. Sci Total Environ, 2021, 789: 147691.

[5] Wang L, Shen L, Ping J, et al. Intrauterine metabolic programming alteration increased susceptibility to non-alcoholic adult fatty liver disease in prenatal caffeine-exposed rat offspring. Toxicol Lett, 2014, 224(3): 311-318.

[6] He H, Luo H, Liu L, et al. Prenatal caffeine exposure caused H-type blood vessel-related long bone dysplasia via miR375/CTGF signaling. FASEB J, 2021, 35(2): e21370.

[7] 王丽芳. 孕妇慎喝咖啡. 食品与健康, 2002, 12: 24-25.

（寇皓、刘可欣、陈紫洁、严雪溶）

7 孕期用药知多少，安全合理最重要

孕育新的生命对于每个家庭来说都是一件格外令人喜悦的事情，而十月怀胎是一个漫长的过程。在此期间，不仅是期待与快乐在不断累加，随之而来的还有孕妈妈的担忧。在这满怀欣喜的十个月中，孕妈妈除了在生活、饮食上会有诸多顾忌与改变，难免会出现一些需要服药的特殊情况。随着大家对优生优育的日益重视，准爸妈为了健康、聪明的宝宝，更需要多了解一些孕期服用药物的知识。有的人“谈药色变”，错误地认为即使生病也可以靠自己的身体“硬抗”，这是行不通的，极有可能导致妊娠并发症，危害孕妇与胎儿。要知道，没有健康的母亲，就没有健康的宝宝。本章我们就带您了解一下如何正确合理地选择药物、使用药物，治疗孕妈妈疾病的同时，减少胎儿因母体服用药物而受到的影响。

怀孕必须要吃药时，要注意什么？

有句话叫“是药三分毒”，但是人吃五谷杂粮难免会生病。孕妇得了病，这药吃还是不吃呢？如何吃？当必须吃药的时候我们要注意什么呢？

（1）避免联合用药。孕期药物吸收、分布、代谢与排泄均与正常时期有所不同[1,2]，需尽量选择安全有效的单个药物进行治疗。

（2）避免使用新药。新药相关研究与副作用报道存在一定空白，我们尽量选择作用明确的“老药”。

（3）避免大剂量用药。孕期女性生理变化会导致药物游离浓度增大，药物通过胎盘转运在胎血中累积，浓度可能达到成人的1.2～2.4倍，因此在孕期更要严格按照安全剂量服用药物。

（4）避免孕早期用药。孕期前三月为胎儿发育的关键时期，是药物致畸最敏感的时期，应尽量在这个时期停止用药。

您知道药物对怀孕不同阶段胎儿的影响差异吗？

有很多孕妈妈在问，我现在怀孕有点小感冒，吃了感冒药，会影响孩子发育吗？会致畸吗？我们应该如何对待这个问题呢？其实孕妈妈不用过于担心，孕期不同时间服用药物对胎儿的影响也会不一样，我们来看看怀孕不同阶段的用药小知识吧。

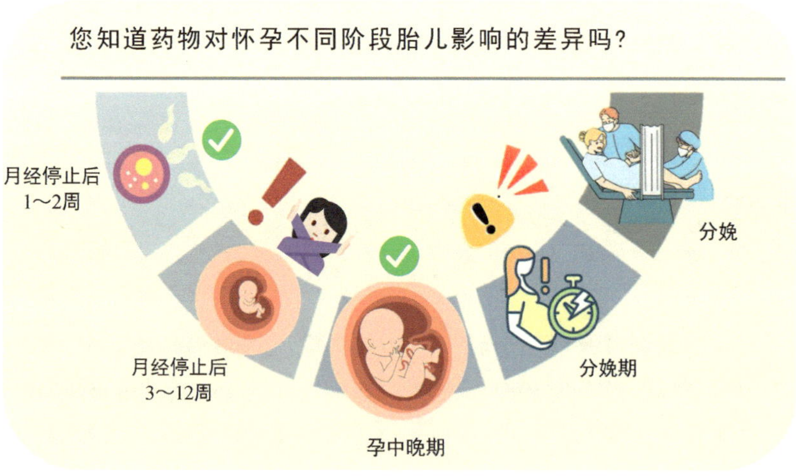

（1）月经停止后1～2周。此时药物对胚胎的影响是“全或无”——要么无影响，要么有影响从而导致流产。因此，在孕前或妊娠早期尚未察觉怀孕时服用药物，通常遵循“全或无”的胚胎发育理论。建议不必过度焦虑，更无须因此直接选择终止妊娠。值得注意的是，一些特殊的感冒治疗药物，例如利巴韦林与阿兹夫定，育龄期男女需慎用，如服用，建议停药6个月后再考虑妊娠。

（2）月经停止后3～12周。这一阶段称为致畸敏感期，是胚胎各器官分化关键时期，极易受药物等外界因素影响导致胎儿畸形，这一时期尽量避免用药，包括一般保健品、滋补品等。若必须用药，须在医生指导下谨慎安全用药。有条件的情况下，记录服药史，并在怀孕16～20周进行产前诊断，进一步了解胎儿生长发育情况，排除胎儿畸形。

（3）怀孕中晚期。这个时期胎儿的器官基本分化完成，并继续生长，药物致畸的可能性大大下降，但是有些药物仍可能影响胎儿的正常发育，如大量苯巴比妥或其他抑制中枢神经药物，使用此类药物需谨慎。

（4）分娩前。孕期最后1周用药应特别注意，因为胎儿体内的代谢系统不完善，还不能迅速、有效地处理和消除药物，药物可能在婴儿体内蓄积，并产生药物过量的表现。

什么药在怀孕期间能吃呢？

我们了解了怀孕不同时期的服药差异后，孕妈妈会有很多疑问，哪些药物可以吃？哪些药物需要谨慎选择呢？

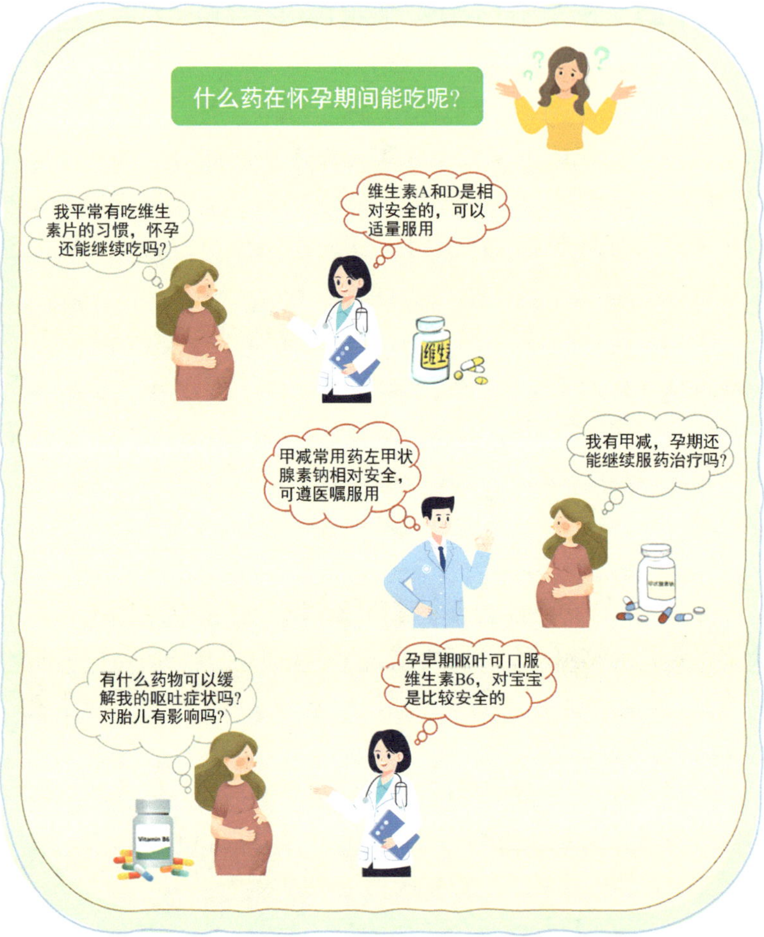

什么药在怀孕期间能吃呢？
我平常有吃维生素片的习惯，怀孕还能继续吃吗？
维生素A和D是相对安全的，可以适量服用
我有甲减，孕期还能继续服药治疗吗？
甲减常用药左甲状腺素钠相对安全，可遵医嘱服用
有什么药物可以缓解我的呕吐症状吗？对胎儿有影响吗？
孕早期呕叶可冂服维生素B6，对宝宝是比较安全的
Vitamin B6

使用任何药物（包括非处方药）前，均应咨询医生，谨遵医嘱，服用过程中最好记录药物服用时间、名称等详细信息。针对妊娠期药品安全性，美国食品药品监督管理局（Food and Drug Administration，FDA）根据动物实验数据和临床用药经验对胎儿致畸相关的影响，按照安全性从大到小将药物分为ABCDX五级，A～X级风险呈递增[3]趋势。然而在临床应用中发现，该药物分级法过于简单，不能有效地传递妊娠期妇女的用药风险。

因此，目前药品说明书中针对孕妇用药包括三部分：妊娠期用药风险概述、妊娠期用药安全性的数据分析及其他相关信息[4]。而药品说明书对于孕妈妈来说是最快速、有效获知药品安全性的方法，因此我们在查看药品说明书时一定要留意其中的“孕妇及哺乳期妇女用药”板块，这里需要我们了解药品说明中常见的几种措辞有什么不同。

·禁用：是对用药最严厉的警告，代表绝对不能使用，因为由此引起的后果可能非常严重。例如：华法林可通过胎盘屏障，孕期使用可能导致胎儿华法林综合征，表现为胎儿骨骺分离、鼻发育不全和视神经萎缩等症状。

·忌用：代表避免使用，即最好不用。此类药品对于某些患者可能会带来明显的不良反应和后果，但有个体差异，不能一概而论。如氢氯噻嗪，有关妊娠期用药的安全性尚未确立。对孕妇或怀疑有妊娠的妇女，用药需权衡利弊，只有在利大于弊的情况下才能使用。

·慎用：代表用药时要小心谨慎，在服用之后，必须细心观察患者用药后有无不良反应出现，如有就必须立即停止服用，如果没有，则可以密切观察继续服用。例如头孢类抗生素，尚无临床证据显示其有胚胎致病或致畸作用，但与所有药物一样，妊娠患者慎用。

通过上述的介绍，相信您对孕期药物的使用有了一定的认识和了解，当孕妈妈需要服用药品时要避免联合用药，同时根据不同孕周、药物的安全等级及说明书提示进行合理的选择，务必要在医生指导下用药。

参考文献

[1] Pavek P, Ceckova M, Staud F. Variation of drug kinetics in pregnancy. Curr Drug Metab, 2009, 10(5): 520-529.

[2] Pariente G, Leibson T, Carls A, et al. Pregnancy-Associated Changes in Pharmacokinetics: A Systematic Review. PLoS Med, 2016, 13(11): e1002160.
[3] Wesley B D, Sewell C A, Chang C Y, et al. Prescription medications for use in pregnancy-perspective from the US Food and Drug Administration. Am J Obstet Gynecol, 2021, 225(1): 21-32.
[4] Brucker M C, King T L. The 2015 US Food and Drug Administration Pregnancy and Lactation Labeling Rule. J Midwifery Womens Health, 2017, 62(3): 308-316.

（胡文、姚熠雪、卢正杰）

8　警惕植物界的天然杀手

各位宝妈们听说过“小蜜蜂紫草膏”吗？它是一种用于提神醒脑、修复蚊虫叮咬、医治皮肤挫伤擦伤等症状的药膏，它的包装上明确标注了该产品含有“紫草”的成分，且有一段注意事项的阐述：成人及两岁以上儿童涂于患处，每日不超过三到四次。两岁以下儿童，请遵医嘱。可不要小看紫草膏的这段说明，据央视报道，早在2001年7月6日，美国食品药品监督管理局（Food and Drug Administration，FDA）就在其官方网站上发出警告，要求厂家停止销售含紫草成分的口服营养补充剂，外用时也不能用于开放式的伤口。因为紫草中含有的一类化合物——吡咯里西啶生物碱（pyrrolizidine alkaloids，PAs）会对人体健康造成危害，特别是可能造成肝脏损害，而肝脏功能尚未发育完全的幼儿是PAs毒性的易感人群。PAs到底为何方神圣，竟有如此严重的后果？

揭开PAs的神秘面纱

PAs是存在于全球约3%的开花植物中的一类天然植物毒素，超过6000多种植物都含有PAs。植物合成PAs是为了抵御虫害，但人误服后却会被误伤。PAs根据碱基的不同分为奥托尼碱、倒千里光裂碱、天芥菜定和阔叶狗舌草碱，前三者是有毒的。PAs本身是没有毒性的，需要进入体内，代谢后产生一种强毒性物质——脱氢吡咯里西啶，而肝脏作为人体最大的代谢器官首当其冲，成为PAs代谢后毒性物质的“受害者”。迄今为止，PAs已在13个科的植物中检出，多数属于紫草科、菊科和豆科，下图列举了较为常见含PAs的植物。

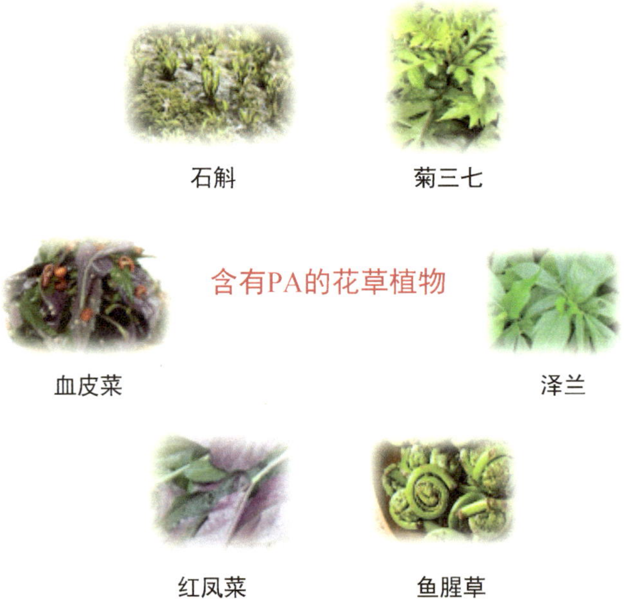

植物制剂含有PAs的可能性较大，因此当孕妇服用含有此类植物制剂的食品时可能危及胎儿。已有案例报道，孕妇在食用含曼陀罗与紫锥菊的沙拉以及中草药后会影响胎儿发育。由于花草茶具有一定宁心安神、补中益气等的功效，孕妇有可能会服用这类花草茶。据报道，在德国孕妇服用的花草茶中PAs阳性样品的比例高达86%，且样品中PAs的含量可高达 821.1 μg/kg，这使得孕妇接触PAs的概率大大增加[1]。据国外文献报道，市面上部分动物乳制品与蜂蜜中也含有微量PAs，可能因母牛和蜜蜂采食含

PAs的花草植物导致。但各位妈妈大可不必担心，在中国香港地区抽样检测了饮食产品和中药中PAs的具体含量，部分样品含有PAs，其中花草茶饮料PAs最高含量为2.7 μg/kg，草药制剂中为1300 μg/kg，牛奶制品中0.18 μg/kg，蜂蜜中最高为17 μg/kg。PAs含量最高的是调料，其中孜然可高达11 000 μg/kg[2]。牛奶中PAs的含量远低于花草茶与草药制剂，根据世界卫生组织限定的PAs每日摄入上限为15 μg/kg体重，即一个体重 60 kg的孕妈妈可能要喝到约5000 kg的牛奶才可能超过该限定剂量，因此在日常生活中孕妈妈还是可以放心地饮用牛奶来补充营养。

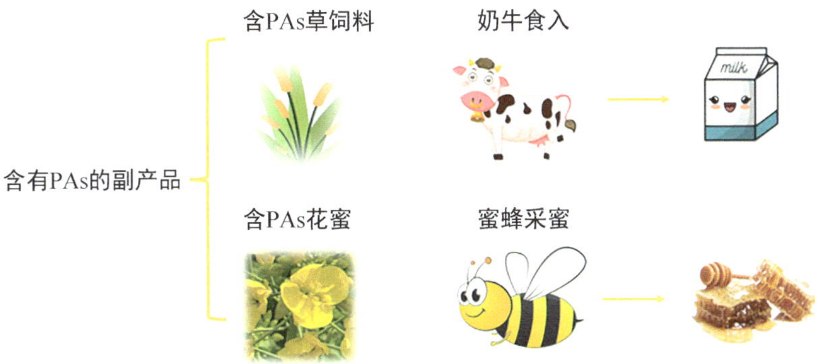

孕期PAs暴露可能对子代造成哪些危害?

尽管孕妇服用的PAs含量有限，但我们需要警惕其毒性作用。对于偶尔摄入PAs的孕妇，微量的PAs暴露造成不良影响的风险较小，而连续、长期的PAs暴露则会在孕妇体内蓄积，这种累积效应可能对宝宝产生不良影响。

临床病例报道提示，孕妇（或孕鼠）暴露于PAs可能造成胎儿早产、死胎、发育迟缓和肝损伤。除PAs单独暴露造成的毒性作用外，它还可以协同增强其他物质的危害作用，如在动物模型上观察到，PAs可协同增加细菌内毒素脂多糖所致的死胎率与早产率[3]。宫内时期的胎肝已具有代谢PAs产生毒性代谢物的能力。动物研究表明，孕期暴露于PAs的胎仔出现宫内发育迟缓现象，并伴有肝脏、肺、肾上腺等多个器官的损伤。

对于胎儿而言，他们对PAs的毒性敏感性较成人更大，因此PAs对胎儿造成的损伤较成人更严重。有动物研究提示，雌性胎仔对PAs的毒性敏感性大于男性，可能原因是PAs能够诱导自身的代谢，而雌性胎仔缺乏对PAs代谢有抑制作用的雄激素，从而导致毒性产物的增加和蓄积[4]。

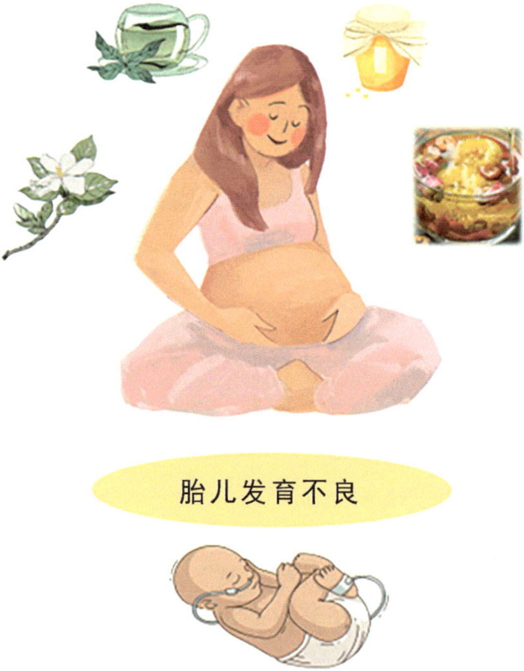

孕期 PAs危害的预防和保护

对于草药和饮食产品中可能存在的PAs污染，孕妈妈要如何预防和自我保护呢？

首先，不用或尽量少用草药，在日常生活中控制植物保健凉茶与一些花草茶、调味品的大量摄入。少量摄入PAs影响不大，因为生理情况下，我们肝脏中含有一种丰富的解毒物质——还原型谷胱甘肽，它可与PAs的脱氢毒性代谢产物结合，避免后者对机体的攻击，这是机体对PAs的主要解毒途径。

其次，PAs会造成氧化损伤，因此具有抗氧化作用的物质对PAs毒性也具有一定的保护和改善作用。结合PAs的致毒机制，以及目前动物实验的研究，发现抗氧化物质可能对于PAs的损伤有保护作用，如下图所示。

抗氧化物质	可能的毒性保护机制
N-乙酰半胱氨酸	减轻线粒体损伤，抑制肝细胞凋亡[5]
柚皮素	减轻氧化应激，抑制代谢酶活性[6]
膳食鱼油	逆转野百合碱引起的肝肺炎症及纤维化，防止肝细胞空泡形成[7]

总之，孕妈妈不用太担心，有意识地主动减少饮用可能含有

PAs的凉茶与花草茶，并减少焦虑，这些就是最好的良药。

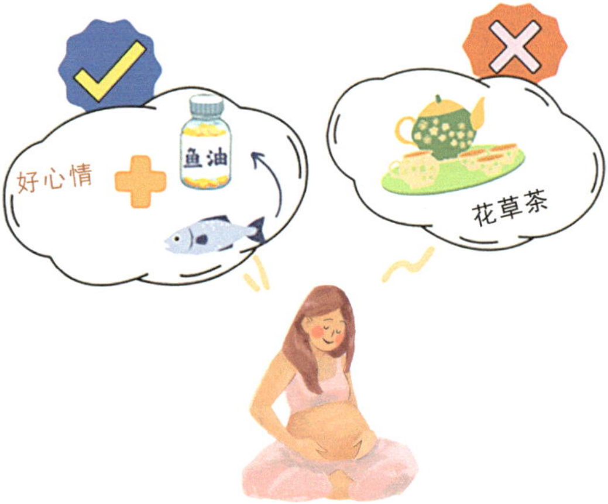

参考文献

[1] Mädge I, Cramer L, Rahaus I, et al. Pyrrolizidine alkaloids in herbal teas for infants, pregnant or lactating women. Food chem, 2015, 187: 491-498.

[2] Chung S W C, t alLam A C H. Investigation of pyrrolizidine alkaloids including their respective N-oxides in selected food products available in Hong Kong by liquid chromatography electrospray ionisation mass spectrometry. Food Addit Contam Part A Chem Anal Control Expo Risk Assess. 2017, 34(7): 1184-1192.

[3] He Y, Zhu L, Ma J, et al. Comprehensive investigation and risk study on pyrrolizidine alkaloid contamination in Chinese retail honey. Environ Pollut, 2020, 267: 115542.

[4] Xiang E, Guo Q, Dai Y, et al. Female-specific activation of pregnane X receptor mediates sex difference in fetal hepatotoxicity by prenatal monocrotaline exposure. Toxicol Appl Pharmacol, 2020, 406: 115137.

[5] Ji L, Ma Y, Wang Z, et al. Quercetin prevents pyrrolizidine alkaloid clivor-

ine-induced liver injury in mice by elevating body defense capacity. PLoS One, 2014, 9(6): e98970.

[6] Ahmed L A, Obaid A A Z, Zaki H F, et al. Naringenin adds to the protective effect of L-arginine in monocrotaline-induced pulmonary hypertension in rats: favorable modulation of oxidative stress, inflammation and nitric oxide. Eur J Pharm Sci, 2014, 62: 161-170.

[7] Baybutt R C, Rosales C, Brady H, et al. Dietary fish oil protects against lung and liver inflammation and fibrosis in monocrotaline treated rats. Toxicology, 2002, 175(1-3): 1-13.

（郭喻、孙潇翔、陈紫洁、刘可舒）

9　备孕爸爸要管住嘴、迈开腿！

阿珍和阿强结婚多年，一直想要个孩子，可是始终无法如愿，于是两个人决定去医院寻求专业人士的帮助。他们接受了系统的检查后，医生发现，两人不能成功受孕的主要原因在阿强身上，因为阿强的精子“质量不合格”。这个结果让夫妻俩非常震惊，赶紧找医生咨询可能是什么原因造成的。医生问阿强：“你平时抽烟、喝酒吗？工作压力大吗？”阿强说：“我不抽烟、不喝酒，没觉得有什么压力。”医生看了看阿强胖硕的体型，问

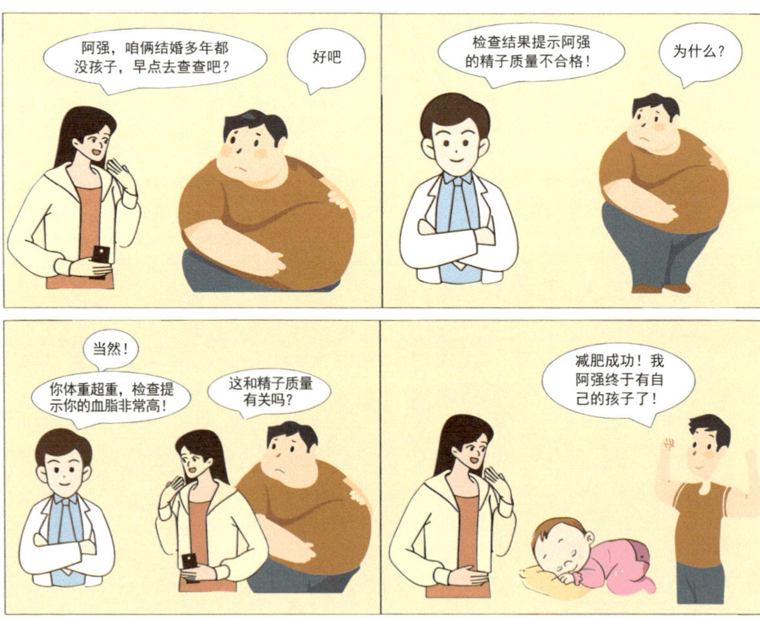
阿强，咱俩结婚多年都没孩子，早点去查查吧？
好吧
检查结果提示阿强的精子质量不合格！
为什么？
当然！
你体重超重，检查提示你的血脂非常高！
这和精子质量有关吗？
减肥成功！我阿强终于有自己的孩子了！

道："你平时是不是喜欢烧烤、蛋糕这类高脂高糖的食物？"阿强非常疑惑："是啊，但是这和生孩子有什么关系呢？"于是，医生耐心地给阿珍和阿强夫妇科普了备孕爸爸高脂肪饮食导致肥胖对生育和孩子的危害。阿强听了医生的建议，注意运动和健康饮食相结合，减肥成功，精子质量也恢复了，最终和阿珍成功拥有了宝宝。

准爸爸高脂肪饮食对生育有什么影响呢？又会对宝宝的健康造成什么危害呢？

新生命的孕育从爸爸的精子和妈妈的卵子结合形成受精卵开始，随后经妈妈的十月怀胎，宝宝顺利出生。人们往往认为妈妈怀孕期间的生活习惯对胎儿的发育有着重要的影响，但是对于爸爸的精子质量对受精卵以及胎儿发育的影响缺乏足够的认识。事实上，在生命孕育的过程中，爸爸的作用也至关重要，因此精子质量和子代健康从一开始就紧密联系在了一起。然而，在过去的50年里，人类精液的质量下降了40%～60%，主要表现为少精子症、弱精子症、畸形精子症等，具体表现为精液中精子浓度低、精子缺乏活力或活力下降、正常结构的精子数量不足等[1]。那么精子的质量和什么相关呢？

精子从产生到发展为一个可以受精的成熟精子需要经历漫长的过程，一般需要3个月。在这个阶段，爸爸不良的生活习惯（如抽烟、饮酒等）、心理状态（如慢性应激）及各种不良环境暴露（如重金属污染等）都能够影响精子发生到成熟的过程[2]，导致精子质量改变。且这种改变能够让精子"印记"上爸爸的多种不良因素，导致遗传信息的变化并传递给宝宝，从而对下一代健康产生深远的影响。但很多人可能不知道的是，备孕爸爸的高脂肪饮食也对下一代健康有着类似的影响。

近几十年来，随着物质生活水平的不断提高，人们的生活习惯和饮食结构也发生了巨大的变化。主要表现为能量过剩，具体体现为日常生活中高脂肪、高胆固醇、高糖及高热量食物摄入量及摄入频率逐步升高。同时缺乏足够的运动，从而导致摄入的能量远超过人体活动所需要的能量。日积月累就会导致肥胖，使相关代谢性疾病的患病率显著升高。

研究表明，肥胖与男性内分泌紊乱和性功能障碍紧密相关。在肥胖人群中，已经观察到了男性雄激素水平的下降。同时，男性肥胖症中的脂肪堆积会损害精子发生，导致精子质量下降[1-4]，因此，肥胖男性罹患少精子症/弱精子症的风险较高。

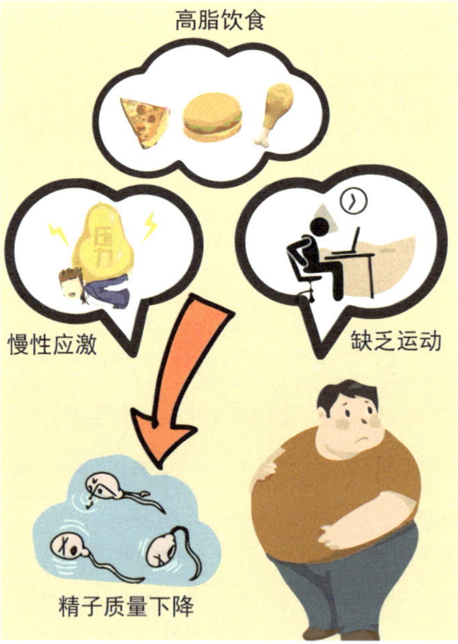

准爸爸高脂饮食是影响后代健康的“元凶”之一

大家都听过那句耳熟能详的俗语：“龙生龙，凤生凤，老鼠生娃会打洞。”这句话的背后，蕴含着深刻的道理。那么，它的依据是什么呢？实际上，这与准爸爸的精子中所携带的遗传信息密切相关。精子中的某些遗传标记会被传递给子代，而这些标记有时会“记录”父亲的生活习惯，甚至不良的饮食习惯。如果准爸爸摄入过多的脂肪导致体重增加，那么这些由饮食习惯引起的生理变化，可能会通过精子传递给孩子。

研究发现，高脂肪饮食的准爸爸，其后代出生后更容易患上一些慢性疾病。例如，肥胖和代谢功能障碍的风险会更高，孩子更容易发展为糖尿病，甚至可能在成年后出现类似阿尔茨海默病的症状，提前衰老[5]。高脂饮食不仅影响父亲自身的健康，也可能通过遗传影响孩子的长期健康状况。这提醒我们，准爸爸的不良饮食习惯可能是影响后代健康的“元凶”之一，值得我们给予充分重视。

肥胖的准爸爸该如何备孕呢？

别担心，通过适量运动、健康饮食等策略是可以改变精子质量的。研究表明，肥胖的准爸爸在备孕期进行适量的运动能够使得已经异常的精子标记恢复正常化[6]。同时，健康的饮食模式也与更好的精子质量、数量、浓度和活力明显相关。推荐的健康饮食包括蔬菜、水果、全谷物、富含纤维的食物等，而不是用纯面粉做成的产品[7]。除此之外，还要注意优质蛋白质的补充，瘦家禽、低脂乳制品、豆类、鱼类和海鲜均是优质蛋白质的良好来源[8]。

总之，备孕不是准妈妈一个人的事，准爸爸也要对自己的饮食习惯加以重视。夫妻齐心，才能共同孕育出健康的新生命。

参考文献

[1] Craig J R, Jenkins T G, Carrell D T, et al. Obesity, male infertility, and the sperm epigenome. Fertil Steril, 2017, 107(4): 848-859.

[2] Marcho C, Oluwayiose O A, Pilsner J R. The preconception environment and sperm epigenetics. Andrology, 2020, 8(4): 924-942.

[3] 葛少钦, 朱梦梦, 封若雨, 等. 父代肥胖对精子表观遗传跨代继承的影响. 河北大学学报(自然科学版), 2019, 39(05): 516-521.

[4] 刘丹青, 秦贵军. 肥胖与男性生殖功能. 河南医学研究, 2018, 27(23): 4281-4283.

[5] Zhang Y, Chen Q. Human sperm RNA code senses dietary sugar. 2020. Nat Rev Endocrinol, 16(4): 200-201.

[6] Yi X, Gao H, Chen D, et al. Effects of obesity and exercise on testicular leptin signal transduction and testosterone biosynthesis in male mice. Am J Physiol Regul Integr Comp Physiol, 2017, 312(4): R501-R510.

[7] Nassan F L, Chavarro J E, Tanrikut C. Diet and men’s fertility: does diet affect sperm quality? Fertil Steril, 2018, 110(4): 570-577.

[8] Skoracka K, Eder P, Łykowska-Szuber L, et al. Diet and nutritional factors in male (in)fertility-underestimated factors. J Clin Med, 2020, 9(5): 1400.

（徐丹、郭娟娟、金秀平、张聪、冯慧）

10 爸爸对子女的影响，从“慢性应激”开始

随着如今生活节奏的改变，人们在日常生活中每天都面临着各种压力源的挑战。在备孕期甚至更早，父母可能在工作和生活中就已经承担了不小的压力。毋庸置疑，妈妈的生活环境与宝宝的成长息息相关，那爸爸慢性应激对宝宝的健康会有哪些影响呢?

研究表明，男性长期处于慢性应激会导致主要的应激激素——糖皮质激素水平长期升高，进而使自身处于亚健康状态。更需要注意的是，准爸爸在准妈妈怀孕前遭受到的不同应激事件，可能会影响孩子长大后面对不良环境时所产生的反应。因此，爸爸对子女的影响，可能从“慢性应激”就已经开始了。

什么是慢性应激?

应激是指身体在一个或一系列刺激性的情绪或事件中，发生适应性改变并重新维持稳态的过程。在医学上，应激状态分为两种情况：短期应激和长期应激。其中，短期应激是指自然界生物碰到危险时，为了自救，将血液及能量分配到大脑和四肢供其使用的过程。这是一个短期的调配行为，当应激结束，恢复正常，血液和能量就会恢复原来的状态。身体在短期内因缺血缺氧造成的损伤，经过几天休息就能够得到修复。可是如果应激因素持续

存在，每天身体都处于这种高强度运作的状态，长达几周、几月甚至几年，那问题就非常严重了！而随着现代人群社会生活节奏越来越快，焦虑、失眠、抑郁、偏头痛和慢性肌肉关节痛等许多毛病都可能长期在准爸爸身上出现。这些问题都指向一个重要的源头，那就是“慢性应激”。慢性应激是指身体长期处于应激源刺激的状态，这些应激源来自生活中多种方面（包括饮食、生活习惯、心理压力、电磁辐射等）。乏力、懒得动、全身莫名酸痛、爱吃高热量食物、脾气暴躁敏感、喜欢拖延、消极负面……这些都是身体面对慢性应激所产生的情绪和反应，慢性应激时时刻刻都围绕在我们身边。

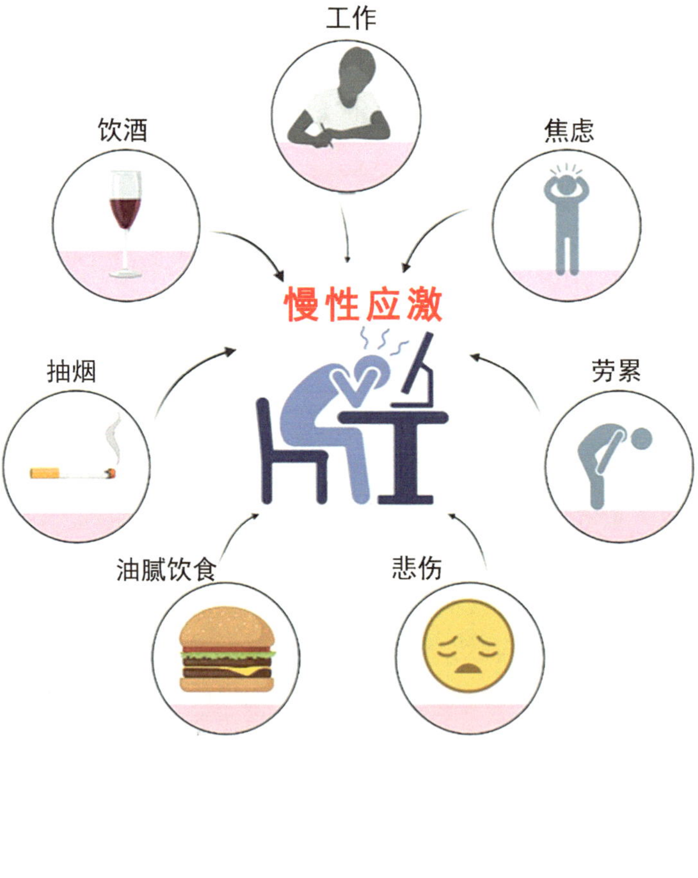

慢性应激是如何影响准爸爸的呢？

在很多人眼里，应激只是情绪上的一时不对劲，对身体并不会产生实质性的负面影响。事实上，从你感觉到有压力的那一刻开始，身体中的各个器官、各个系统就已经开始产生反应了。

我们的身体里有一个内分泌轴——下丘脑—垂体—肾上腺轴（hypothalamic-pituitary-adrenal axis，HPAA），可以调节我们的应激反应和昼夜节律。慢性应激通过频繁地刺激大脑皮层，激活HPAA。HPAA激活释放的糖皮质激素（皮质醇）和促肾上腺皮质激素被认为是主要的应激激素。下丘脑作为神经内分泌的高级中枢，所分泌的调节因子（如促肾上腺皮质激素释放激素）可通过垂体作用于肾上腺，从而促进糖皮质激素的分泌。糖皮质激素在慢性应激中起着至关重要的作用，在调节碳水化合物代谢、蛋白质和脂质代谢、能量稳态和身体成分、炎症反应和机体免疫等多方面发挥作用。而这些长期暴露于高水平的糖皮质激素最终会导致准爸爸产生多脏器、多系统的综合性损伤。

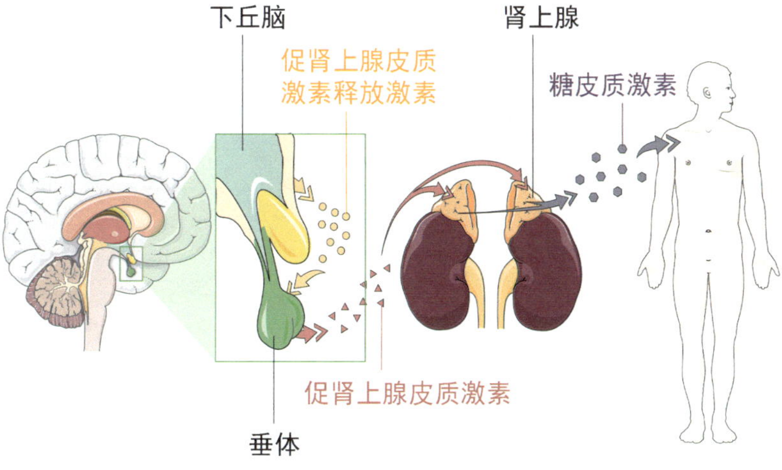

准爸爸慢性应激对宝宝的潜在影响

准爸爸长期处于慢性应激的环境中会导致糖皮质激素（皮质酮）水平的长期升高，从而使自身处于亚健康状态[1]。那么，胚胎受精前父亲的应激事件是否会影响孩子的健康成长呢?

临床研究显示，父亲遭受的慢性应激因素（如吸烟、酗酒）往往与流产、早产和胎儿宫内发育迟缓等不良妊娠结局密切相关[2]。而近年来的动物研究表明，雌性孕前其雄性配偶的慢性心理压力会扰乱后代肝脏正常代谢功能[3]或导致后代认知行为异常[4, 5]。直接给予雄性大鼠长期皮质酮处理也可改变其后代的短期记忆能力[6]。所以，准爸爸在准妈妈怀孕前遭受到的不同应激事件，可能会影响孩子长大后面对不良环境时所产生的反应。

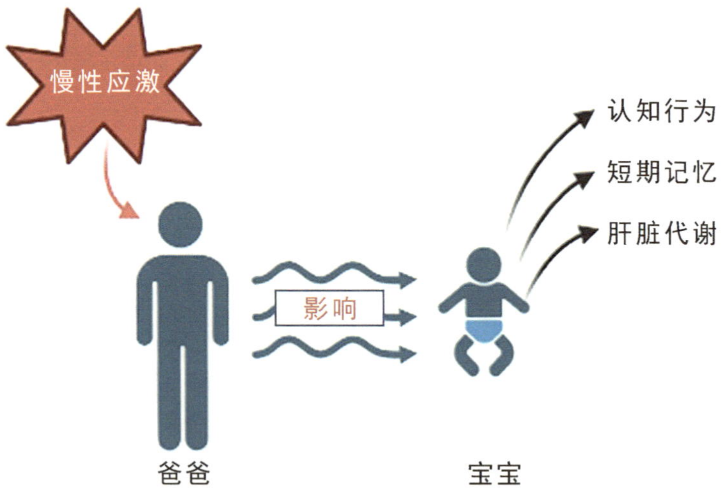

远离慢性应激，准爸爸为宝宝做好这些事

压力大的时候，不仅心里难受，身体也在默默“受罪”。一时的压力没事，如果身体长期处于慢性应激的环境之下，可想而知会有多少疾病冒出来。现在，人们越来越清楚科学备孕的重要性。备孕期，不仅准妈妈需要做好充分准备，其实准爸爸同样需要做好充足的准备，这样才能收获“精”喜。为了远离慢性应激，爸爸在和妈妈一起备孕时要做到下图中的4个“尽力”。

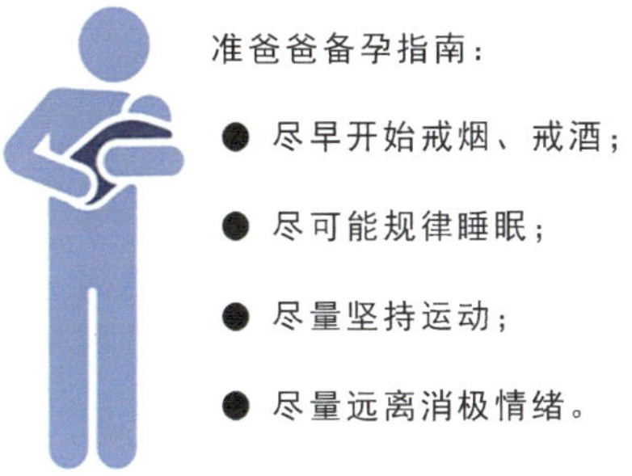

参考文献

[1] Bale T L, Baram T Z, Brown A S, et al. Early life programming and neurodevelopmental disorders. Biol Psychiatry, 2010, 68(4): 314-319.

[2] Wang L, Yang Y, Liu F, et al. Paternal smoking and spontaneous abortion: a population-based retrospective cohort study among non-smoking women aged 20-49 years in rural China. J Epidemiol Community Health, 2018, 72(9): 783-789.

[3] Wu L, Lu Y, Jiao Y, et al. Paternal psychological stress reprograms hepatic gluconeogenesis in offspring. Cell Metab, 2016, 23(4): 735-743.

[4] Azizi N, Roshan-Milani S, MahmoodKhani M, et al. Parental pre-conception stress status and risk for anxiety in rat offspring: specific and sex-dependent maternal and paternal effects. Stress, 2019, 22(5): 619-631.
[5] Niknazar S, Nahavandi A, Peyvandi A A, et al. Hippocampal NR3C1 DNA methylation can mediate part of preconception paternal stress effects in rat offspring. Behav Brain Res, 2017, 324: 71-76.
[6] Yeshurun S, Rogers J, Short A K, et al. Elevated paternal glucocorticoid exposure modifies memory retention in female offspring. Psychoneuroendocrinology, 2017, 83: 9-18.

（郭喻、刘奕、金秀平、张皓南）

11　爸爸“兴奋”透支，两代生育“偿还”

您知道吗？焦虑、抑郁或长期熬夜可能导致机体过度“兴奋”。而当准爸爸长期处于这种过度“兴奋”时，身体内会发生怎样的变化呢？香烟（尼古丁）、咖啡（咖啡因）和酒精（乙醇）等日常生活常见物质的长期摄入可以导致持续兴奋，甚至不良生活习惯（如长期睡眠不足）也可能导致长期兴奋[1, 2]。

由于成年育龄期男性大多面临着生育这一现实问题，因此有必要了解准爸爸持续兴奋对自身及子代生殖功能的影响。已知精子在睾丸中产生，并且其所携带的遗传物质被认为是男性生育能力的重要组成部分。在卵子受精过程中，大自然会主动选择高质量且具有完整遗传物质的精子。研究发现，准爸爸长期摄入含咖啡因饮品可导致其精子质量降低[3]。这是因为咖啡因可引起下丘脑—垂体—肾上腺轴（hypothalamic-pituitary-adrenal axis，HPAA）激活，糖皮质激素水平升高，破坏睾丸中保护精子活性的屏障，从而导致精子质量降低。已被证明高糖皮质激素会导致睾丸激素水平低、精子质量差、性行为能力下降，其发生与精原细胞萎缩和生殖细胞抑制所导致的精子数量降低和精子头部异常增加等有关。

宝宝在妈妈肚子里长大，准爸爸的过度兴奋是如何通过精子传递而影响子代生育力的呢？已知精子是爸爸与子女之间的直接媒介，爸爸的遗传信息是通过精子传递下去的，这样的遗传模式被称为“父系遗传”。研究发现，高糖皮质激素会诱发精子的表观遗传修饰改变，而精子的表观遗传修饰记录了精子发生历程中的重要事件，通过对精子进行复杂的“修饰”来更精准地传递爸爸带给宝宝的影响。值得重视的是，人们已发现准爸爸所致的精子改变可以继续影响孩子的HPAA，从而对子代产生类似的影响。不仅如此，如果未来他的孩子是男孩，可能也会继续呈现这种睾丸功能及精子质量变化。不过不用太惊慌，因为这种不良影响在一代又一代的遗传中会逐渐减弱，并最终恢复正常[4]。

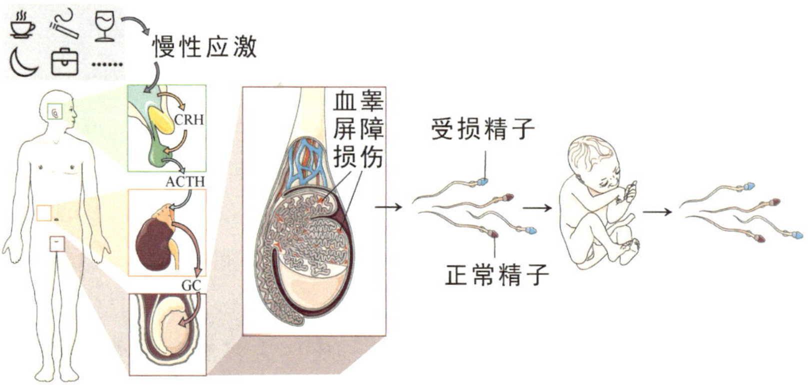

说到这里，您可能会忧心忡忡，毕竟生活在现代社会中难免要面临诸多压力与挑战，如工作节奏加快、日常作息紊乱、烟酒频繁摄入等。然而，这些都不是我们放纵身体的理由。如果我们每天睡前少看一眼手机，让自己的心灵多获得片刻的休息；如果我们对一场充斥噪声与烟酒的派对勇敢地说“拜拜”；如果我们能够对生活中难免会遇到的不如意一笑而过……我们的身体便会在不经意间“宁静”下来。因此，让我们从当下开始，远离香烟、美酒和垃圾食品吧！让我们与焦虑、愤怒的情绪说“再见”吧！虽然我们都听说过“美酒加香烟，生活赛神仙”，但请不要让我们在未来的某一天，为自己长年的放纵而后悔。

如果您发现自己已经陷入了持续兴奋状态中很难自我调节，

请不必过于担心。经过数十年的研究，人们早已发现了许多高糖皮质激素暴露相关的分子信号通路及干预防治靶标。我们可以利用多种防治手段来缓解此状态及其带来的多脏器损伤。如研究已发现番茄红素可以缓解慢性应激带来的脾脏损伤[5]；我们熟知的维生素C也可以用来治疗持续兴奋状态带来的焦虑和抑郁[6]。当然，类似的防治手段还有很多。

归根到底，任何防治手段都比不上我们从源头去解决问题。每天适度运动、丰富膳食结构、坚持早睡早起、保持积极情绪等，都可以避免我们进入“持续兴奋”状态。反之，如果长期酗酒吸烟、膳食结构单一、熬夜、情绪沮丧等，则会导致我们陷入兴奋异常状态。因此，请您善待自己的情绪、善待自己的身体，因为只有当我们真正决定去改变现状的时候，才是最有力量的时候。

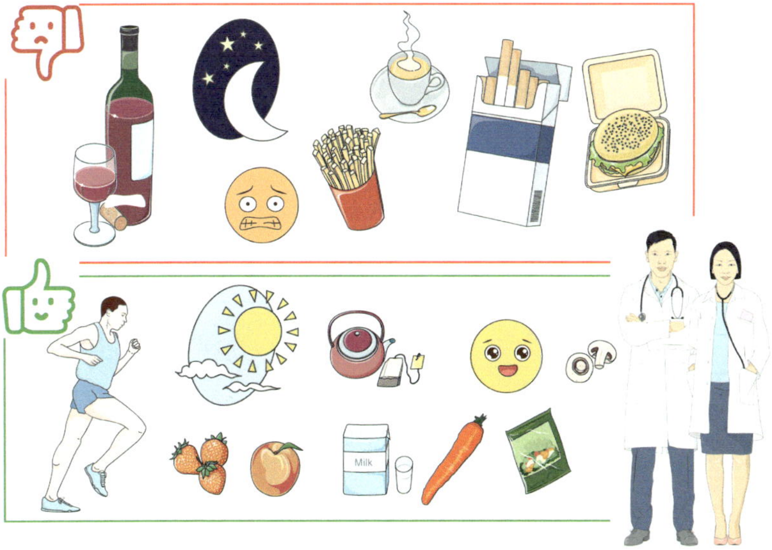

参考文献

[1] Holliday E D, Logue S F, Oliver C, et al. Stress and nicotine during adolescence disrupts adult hippocampal-dependent learning and alters stress reactivity. Addict Biol, 2020, 25(3): e12769.

[2] Machado R B, Tufik S, Suchecki D. Chronic stress during paradoxical sleep deprivation increases paradoxical sleep rebound: association with prolactin plasma levels and brain serotonin content. Psychoneuroendocrinology, 2008, 33(9): 1211-1224.

[3] Kolbasi B, Bulbul M V, Karabulut S, et al. Chronic unpredictable stress disturbs the blood-testis barrier affecting sperm parameters in mice. Reprod Biomed Online, 2021, 42(5): 983-995.

[4] Rodgers A B, Morgan C P, Bronson S L, et al. Paternal stress exposure alters sperm microRNA content and reprograms offspring HPA stress axis regulation. J Neurosci, 2013, 33(21): 9003-9012.

[5] Zhang J, Zhao Y, Sun N, et al. Lycopene Alleviates Chronic Stress-Induced Spleen Apoptosis and Immunosuppression via Inhibiting the Notch Signaling Pathway in Rats. J Agric Food Chem, 2022, 70(9): 2889-2897.

[6] Moritz B, Schmitz A E, Rodrigues A L S, et al. The role of vitamin C in stress-related disorders. J Nutr Biochem, 2020, 85: 108459.

（汪晖、孔梓宇、姜萍、严雪溶）

12 孕妈妈状态放心上，孩子肠道菌群有保障

生活中，大多数人谈菌色变，一听到是细菌，就认为它会引起感染，让我们生病。殊不知，即便是细菌也有好坏之分。例如，大部分的肠道菌群都是人体“护卫军”，它们在我们的消化、代谢和免疫等生理过程中发挥着重要作用。

什么是肠道菌群？

肠道菌群是指人体肠道内的微生物，通过我们的肉眼很难观察到它们。人体肠道中含有约1000种不同的微生物，微生物数量可达10万亿～100万亿个，是人体细胞总数的10倍。肠道菌群基因数大约是宿主基因的150倍，因此又称为“第二大人类基因组”。肠道菌群参与营养物质消化、吸收、代谢等多种生理过程外，还具有调节神经系统与骨代谢等功能，是维持人体健康的重要“器官”。肠道菌群可分为以下几种。

（1）共生菌：有益无害，大量存在。

（2）益生菌：一旦数量减少，肠道菌群会发生紊乱。

（3）条件致病菌：“墙头草，两边倒”，在一定条件下平衡关系被打破，一部分平时看起来正常的细菌就开始“捣乱”，变成可以致病的细菌。

（4）病原菌：量少安全，量多危险。

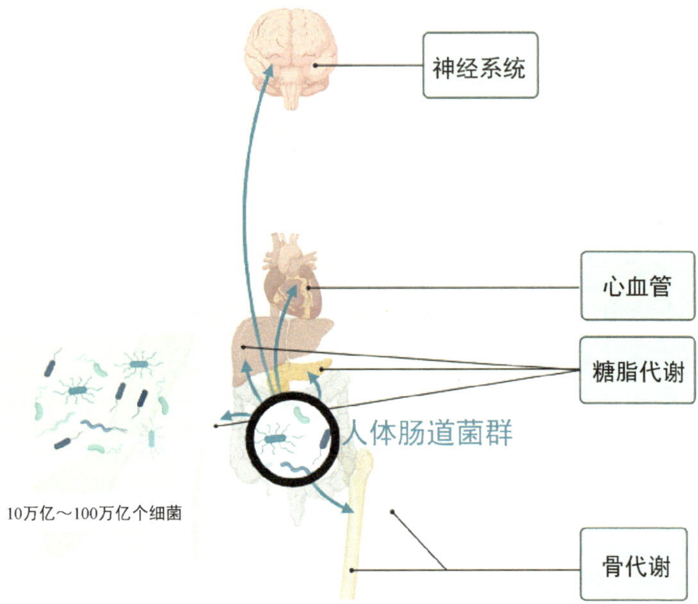

肠道菌群紊乱包括哪些?

肠道菌群紊乱是指肠道内有益菌数量下降，病原菌或有害菌数量增加，从而影响肠道微生态平衡，是多种慢性疾病的“晴雨表”。肠道菌群紊乱可能引起一系列的健康问题，包括消化不良和腹泻、营养吸收不良、免疫系统紊乱、代谢性疾病（肥胖、2型糖尿病、骨质疏松症等）、精神情绪问题（如抑郁症、焦虑症、孤独症、阿尔茨海默病等）及其他病症（可诱发如癌症、自身免疫性疾病等）。因此，建立并维持肠道菌群稳态对人体健康至关重要。

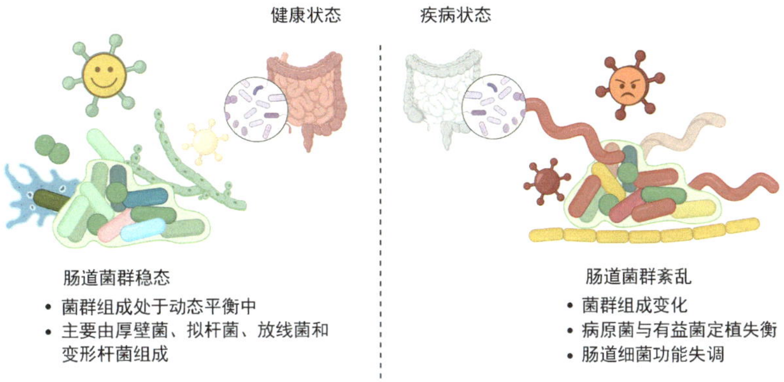

肠道菌群是如何定植的？

刚出生的宝宝像是一张白纸，你在白纸上涂画上什么，孩子就会长成什么样。其实这句话用到孩子的肠道菌群发育上也一样适用。在宫内时，胎儿肠道中几乎是无菌的，分娩时菌群开始在所接触的环境——肠道中落户、定居和增殖，这就是肠道菌群定植的过程。宝宝出生后，肠道菌群经历发育期、过渡期，直到3岁左右就逐步趋于稳定并接近成人体内菌群组成，这也是古人说的“3岁看到老”的另一科学解释。肠道菌群定植过程中会受到孕期不良环境、分娩方式、喂养方式等因素影响[1, 2]。为了保证宝宝们的肠道菌群发育健康，孕妈妈要重视孕期健康和宝宝出生后的饮食和环境等。

婴幼儿肠道菌群定植的时间特征和主要影响因素

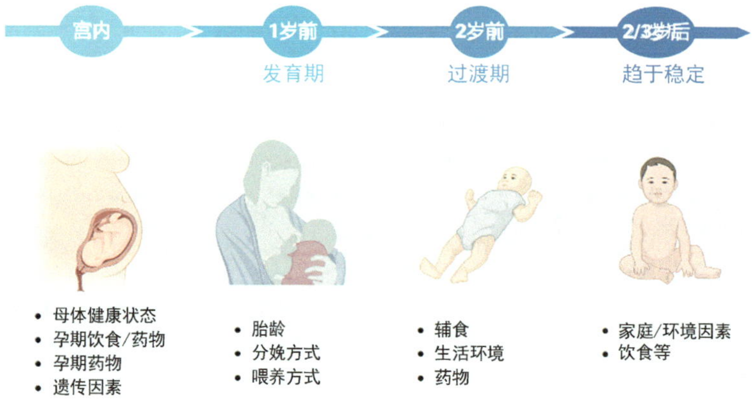

孕妈妈状态对宝宝肠道菌群、疾病发生风险的影响

分娩时的母婴菌群传播、分娩后的哺乳接触等过程均可塑造宝宝的肠道菌群，因此孕妈妈的健康菌群组成是宝宝菌群顺利定植的重要保障。系列研究表明，母体肥胖、压力应激和疾病状态下，宝宝的菌群易发生紊乱，从而导致疾病易感。值得注意的是，孕妇在妊娠期间所用的药物（如抗生素类、某些麻醉类药物等）也可能会影响宝宝的肠道菌群定植[3, 4]。这主要是因为抗生素等药物在发挥抗菌治疗作用的同时，可导致妈妈肠道菌群改变，随后妈妈可能将这种变化传给后代。如妈妈在怀孕期间使用过量抗生素，宝宝的肠道菌群种类和数量都会出现异常，具体可表现出有益菌，如双歧杆菌丰度降低，这可能是新生儿在成年后胃肠道疾病或其他慢性疾病（如哮喘、肥胖等）易感的重要原因[5, 6]。因此，当孕妇用药时，需要考虑药物对孩子的肠道菌群的

潜在影响。孕妈妈需在医生的指导下使用药物，并尽可能避免使用不必要的药物，为宝宝的肠道菌群生长发育提供健康保障。不过，孕期必须服用药物的孕妈妈也不必过分恐慌，后期可以在医生的建议下给宝宝服用益生菌进行调节[7]。另外，孕妈妈平时还需多注意宝宝饮食均衡、调整宝宝生活习惯，培养他们肠道建立正常菌群的能力。

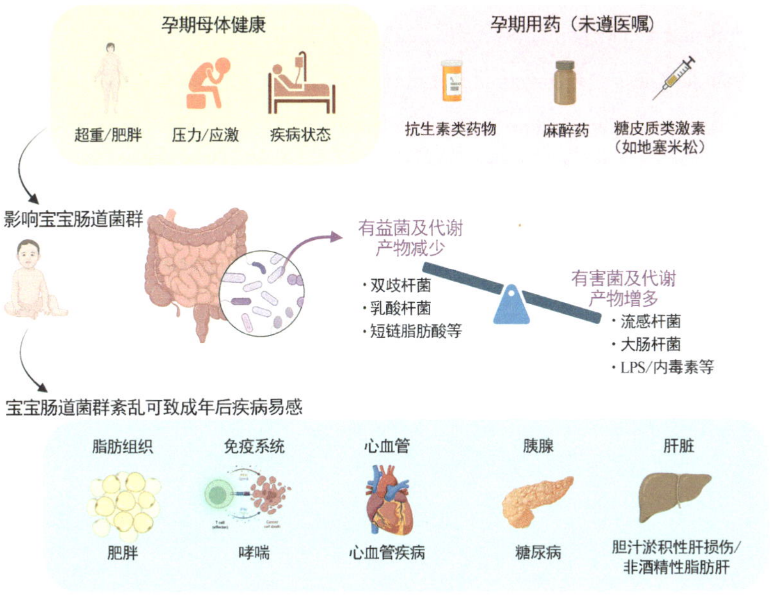

参考文献

[1] Koenig J E, Spor A, Scalfone N, et al. Succession of microbial consortia in the developing infant gut microbiome. Proc Natl Acad Sci U S A, 2011, 108(Suppl 1): 4578-4585.

[2] Le Doare K, Holder B, Bassett A, et al. Mother's Milk: A Purposeful Contribution to the Development of the Infant Microbiota and Immunity. Front Immu-

nol, 2018, 9: 361.

[3] Aloisio I, Quagliariello A, De Fanti S, et al. Evaluation of the effects of intrapartum antibiotic prophylaxis on newborn intestinal microbiota using a sequencing approach targeted to multi hypervariable 16S rDNA regions. Appl Microbiol Biotechnol, 2016, 100(12): 5537-5546.

[4] Lyu Z, Schmidt R R, Martin R E, et al. Long-Term Effects of Developmental Exposure to Oxycodone on Gut Microbiota and Relationship to Adult Behaviors and Metabolism. mSystems, 2022, 7(4): e0033622.

[5] van der Giessen J, Binyamin D, Belogolovski A, et al. Modulation of cytokine patterns and microbiome during pregnancy in IBD. Gut, 2020, 69(3): 473-486.

[6] 汪姝敏, 翟齐啸. 婴幼儿肠道菌群的发育、成熟及影响因素研究进展. 乳业科学与技术, 2022, 45(1): 38-47.

[7] Sorbara M T, Pamer E G. Microbiome-based therapeutics. Nat Rev Microbiol, 2022, 20(6): 365-380.

（郭喻、路小倩、马翅、荣凌波）

13　妈妈少点应激，宝宝多点健康

什么是孕期应激？

一般来讲，孕期应激是指孕妈妈对生理和心理压力的一种保护性反应。此外，孕期某些外源物暴露也可能通过影响孕妈妈的生理状态，产生应激反应。

由于外界环境中各种复杂因素的影响，孕妈妈很容易产生应激反应，出现严重的情绪波动、焦虑和消极状态，甚至发展为孕期或产后抑郁症等[1]。流行病学调查显示，10%～20%的孕妈妈可能处于孕期应激状态，甚至出现一系列抑郁、焦虑在内的不良情绪，且孕中期、分娩前的焦虑评分较高，孕中晚期的应激反应最显著。

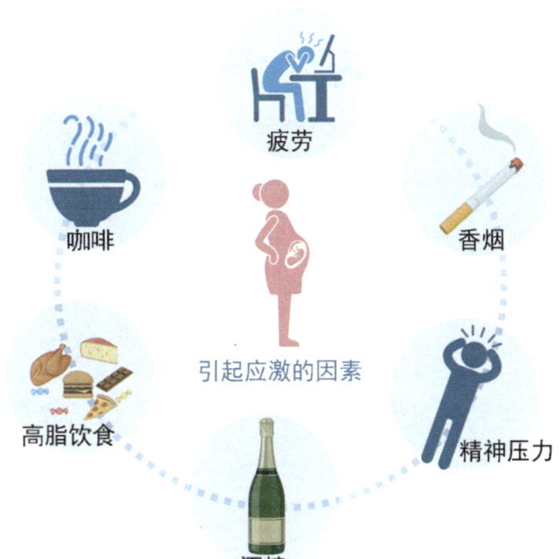

孕期应激对孕妈妈有什么影响呢？

对孕妈妈来说，应激可能主要表现为神经—内分泌轴的激活[2]，或以抑郁（情绪低落、悲观厌世、对任何事情都不感兴趣）、焦虑（莫名担心、内心恐惧）为主的不良情绪状态。如果应激持续，孕妈妈易出现以下风险[3, 4]。

（1）孕期并发症风险增高。长期慢性应激可能会导致孕妈妈免疫系统功能下降、感染风险增高，同时高血压和糖尿病的发病风险增加。

（2）流产和早产风险增加。高度紧张的情绪状态可能会增加孕妈妈流产和早产的风险。

（3）分娩和产后恢复慢。孕期应激可能会通过影响孕妈妈的身体状况增加分娩难度和疼痛感，延长产后恢复时间和影响哺乳能力。

（4）情绪和心理健康异常。孕妈妈激素水平的变化可能会导致她们在分娩后出现抑郁症的风险增加。

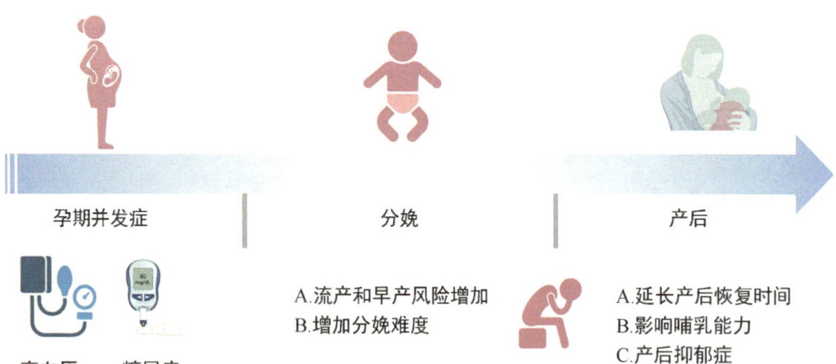

孕期应激对宝宝有哪些影响呢？

胎儿期是整个生命历程中的关键发育时期。研究表明，如果孕妈妈长期处于慢性应激状态，宫内宝宝的机体代谢、结构和功能发育均会发生变化，且这种变化还可能持续到出生后。例如孕妈妈长期慢性应激，宝宝可能会发生低出生体重，同时可能出现神经行为和情绪改变，出生后孤独症的发病风险升高。近年，越来越多的研究表明，孕期应激与儿童发育迟缓、认知能力发育不良、行为失调，以及内化和外化行为问题的风险增加有关。还有研究发现，孕期应激可能导致宝宝成年后代谢性疾病及免疫疾病患病风险升高。

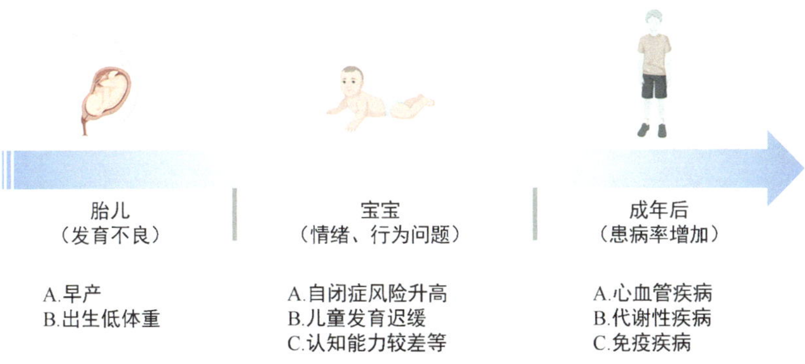

孕期应激如何影响宝宝发育？

当孕妈妈处于压力状态时，妈妈的内分泌状态会发生变化，多种激素水平均会发生改变。例如，妈妈会分泌较高水平的糖皮质激素——皮质醇，以保证妈妈的各组织器官适应机体的压力状态。正常的皮质醇水平是决定宝宝在胎儿期发育的关键，但孕妈妈应激时宝宝也会相应受到高水平皮质醇的不利影响。研究发现，高水平皮质醇对宝宝的影响甚至可以持续终生，如引起宝宝宫内发育迟缓，出生后高血脂、高血糖、心血管疾病等易感性增加等。此外，压力状态下孕妈妈体内的雌激素、孕激素水平及比例也会发生变化，从而影响胎盘功能，也会直接影响宝宝的发育。

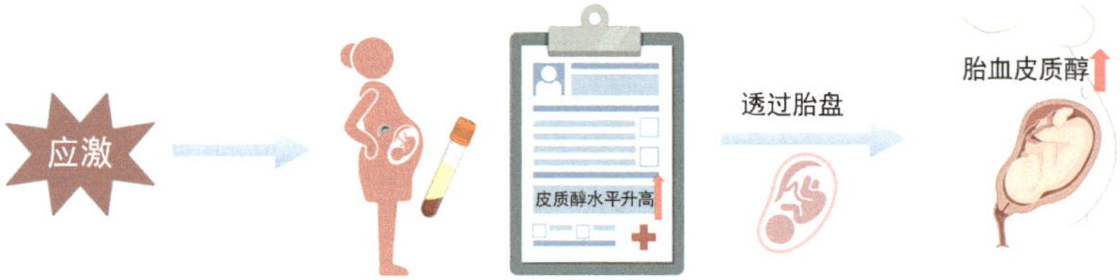

孕妈妈怎样稳定情绪和减少应激?

（1）关注孕妈妈心理状态。孕期出现焦虑、抑郁症状时，应向专业人士寻求帮助。同时家属应避免制造紧张的情绪，通过共同学习育儿知识等，尽可能营造轻松温馨的妊娠氛围。

（2）坚持适度运动。适当的运动，如散步、慢跑和跳舞等，可以帮助孕妈妈缓解压力和焦虑。

（3）学习缓解应激的技巧。孕妈妈可以学习一些缓解应激的技巧，如听音乐、练瑜伽、冥想、呼吸练习等，有助于缓解压力和焦虑。

（4）重视孕期检查和妊娠保健。增加对宝宝生长发育过程的了解及定期接受专业检查可有效缓解妈妈的焦虑情绪，确保孕妈妈和胎儿的健康和安全。

（5）家属增加陪伴和支持。孕中晚期是最易产生焦虑等不良情绪的时期，家属可通过和孕妈妈一起进行有共同兴趣爱好的活动等，增加对孕妈妈的支持与陪伴，缓解孕妈妈的焦虑情绪。

参考文献

[1] 龙翔云, 陆峥. 围产期妇女常见精神卫生问题评估与干预. 精神医学杂志, 2015, 28(4): 317-320.

[2] Molenaar N M, Tiemeier H, van Rossum E F C, et al. Prenatal maternal psychopathology and stress and offspring HPA axis function at 6 years. Psychoneuroendocrino, 2019, 99: 120-127.

[3] Deuschle M, Hendlmeier F, Witt S, et al. Cortisol, cortisone, and BDNF in amniotic fluid in the second trimester of pregnancy: Effect of early life and current maternal stress and socioeconomic status. Dev Psychopathol, 2018, 30(3): 971-980.

[4] Kingsbury M, Weeks M, MacKinnon N, et al. Stressful Life Events During Pregnancy and Offspring Depression: Evidence From a Prospective Cohort Study. J Am Acad Child Adolesc Psychiatry, 2016, 55(8): 709-716.

（徐丹、熊颖、艾力凯提）

14 "糖妈妈"孕期控糖攻坚战，呵护宝宝未来

什么是妊娠期高血糖？

我国的《妊娠期高血糖诊治指南（2022）》[1, 2]指出：妊娠期高血糖包括孕前糖尿病合并妊娠、糖尿病前期和妊娠期糖尿病3种不同类型的糖代谢异常。我国多采用空腹血糖和75 g口服葡萄糖耐量试验（oral glucose tolerancc tcst，OGTT）筛查。如果空腹血糖≥5.1 mmol/L或服糖后1小时血糖超过10.0 mmol/L或服糖后2小时血糖超过8.5 mmol/L，则诊断妊娠期糖尿病。不推荐妊娠期常规用糖化血红蛋白进行糖尿病筛查。

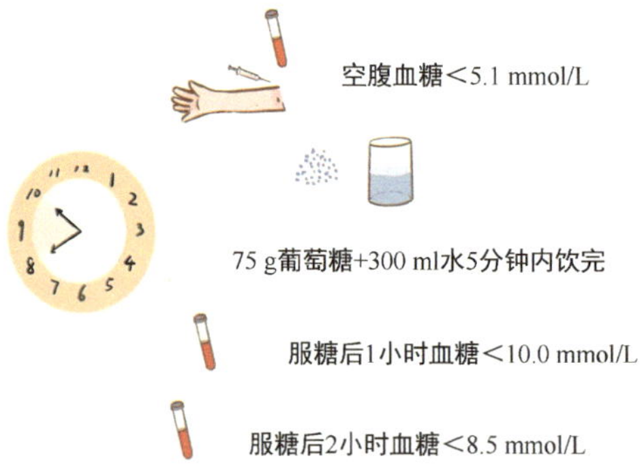

口服葡萄糖耐量试验（OGTT）

妊娠糖尿病对宝宝有哪些影响？

由于血中葡萄糖可以通过胎盘进入胎儿体内，胎儿会因母体高血糖而处于高血糖状态，因此，妊娠糖尿病不仅危害孕妈妈健康，而且影响宝宝发育。对宝宝的影响程度取决于孕妈妈糖尿病病情及血糖控制水平。病情较重或血糖控制不良都会对宝宝产生极大影响，引起短期及远期并发症[3-5]。

（1）短期影响。流产和早产、先天畸形、胎儿窘迫、死胎、新生儿死亡、新生儿呼吸窘迫综合征、新生儿低血糖症、新生儿黄疸或低血钙等。若未能及早发现妊娠糖尿病并予以控制，将容易导致巨大儿，生产时发生肩难产或需要剖宫产的概率会大大增加。

（2）远期影响。因为宫内的高糖环境会对子代的多种机体代谢产生不良影响，这种不良影响会随子代年龄的增长而越发显著，从而导致糖尿病前期、糖尿病、代谢综合征、超重与肥胖、胰岛素抵抗、高血糖、心血管疾病等一系列疾病风险的增加。

发现妊娠期糖尿病，孕妈妈该怎么做？

被纳入“糖妈妈”队伍后，孕妈妈不要惊慌，一定要积极进行治疗，可于内分泌科、产科、营养科等多科室进行综合治疗。绝大多数患者通过饮食及运动管理都能很好地调控血糖，假如血糖仍控制不理想，则需要遵照医嘱进行药物（胰岛素）治疗[1-3, 5]。

（1）控制饮食。妊娠期高血糖孕妇应控制总能量、总碳水化合物、饱和脂肪酸、蛋白质、膳食纤维的摄入。此外，保证维生素和矿物质的摄入，有计划地增加富含铁、叶酸、钙、维生素D、碘等的食物，如瘦肉、家禽、鱼、虾、奶制品、新鲜水果和蔬菜等。每天的餐次安排为3次正餐和2～3次加餐。

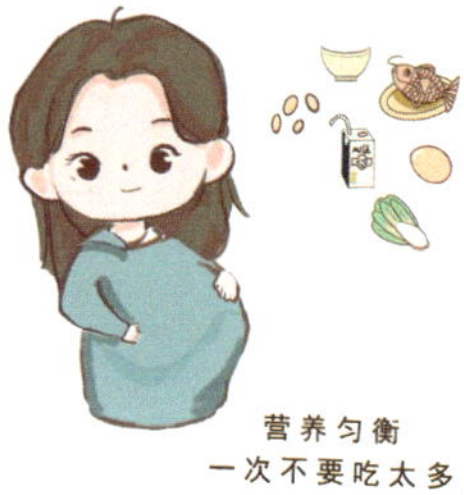

我国《妊娠期高血糖诊治指南（2022）》推荐每目摄入量

推荐摄入量	孕早期		孕中期		孕晚期	
	健康孕妇	高血糖孕妇	健康孕妇	高血糖孕妇	健康孕妇	高血糖孕妇
能量	1800 kcal/d	1600 kcal/d	2100 kcal/d	1800～2200 kcal/d	2250 kcal/d	1800～2200 kcal/d
总碳水化合物	130 g 50%～60%总能量	175 g 50%～65%总能量	130 g 50%～60%总能量	175 g 50%～65%总能量	130 g 50%～60%总能量	175 g 50%～65%总能量
饱和脂肪酸	<8%总能量	<7%总能量	<8%总能量	<7%总能量	<8%总能量	<7%总能量
蛋白质	55 g	不低于70 g	70 g	不低于70 g	85 g	不低于70 g
膳食纤维	25～30 g	25～30 g	25～30 g	25～30 g	25～30 g	25～30 g

不同食物种类中所含营养素成分有所不同。为便于操作，我国《妊娠期高血糖诊治指南（2022）》根据每日热量推荐食物种类和各类食物的推荐摄入量（如下图）[2]。

妊娠期高血糖孕妇每日各类食物的推荐摄入量[kca(份)]

食物种类	推荐每日能量摄入总量及食物交换份			
	1600 kcal	1800 kcal	2000 kcal	2200 kcal
谷薯类	800（9）	900（10）	920（10）	1000（11）
蔬菜类	90（1）	90（1）	400（1.5）	200（2）
水果类	90（1）	90（1）	90（1）	100（1）
奶制品	180（2）	270（3）	270（3）	270（3）
肉蛋豆类	270（3）	270（3）	360（4）	360（4）
油、坚果类	170（2）	180（2）	220（2.5）	270（3）
合计	1600（18）	1800（20）	2000（22）	2200（24）

（2）有规律地运动。妊娠前和妊娠期的规律运动可明显降

低孕妇妊娠期糖尿病发生风险，尤其是超重和肥胖孕妇。规律运动可提高妊娠期糖尿病的血糖达标率，减少母子不良结局。无运动禁忌证的孕妇，1周中至少5天每天进行30分钟中等强度的运动。有氧运动及抗阻力运动均是妊娠期可接受的运动形式。推荐的运动形式包括：散步、快走、游泳、固定式自行车、瑜伽、慢跑和力量训练。妊娠期应避免引起静脉回流减少和低血压的体位，如仰卧位运动，还应避免易引起摔倒、外伤或者碰撞的运动，如接触性运动（如冰球、拳击、足球和篮球等）和一些高风险运动（如滑雪、冲浪、越野自行车、骑马等）。

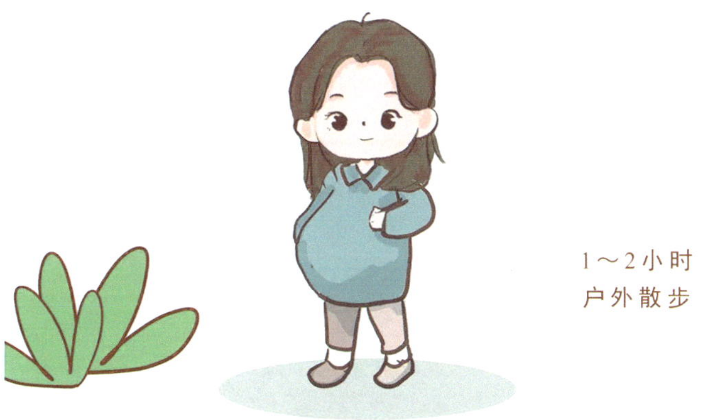

孕期餐后适当运动

（3）血糖监测。通过监测空腹及餐后2小时血糖来调整饮食和运动。要求空腹血糖控制在3.3～5.3 mmol/L，餐后2小时的血糖控制在4.4～6.7 mmol/L。

（4）住院监测。“糖妈妈”自行监测血糖不方便，或者血糖控制不理想，需要住院严密监测。

（5）药物治疗。如果“糖妈妈”经过上述几个方法血糖控制仍不理想，就需要内分泌科医生的介入，采用胰岛素等药物进行治疗。

参考文献

[1] 黄俊巧, 李映桃, 刘梦玥, 等. 2022年中国妊娠期高血糖诊治指南与美国糖尿病学会妊娠合并糖尿病诊治指南比较. 国际妇产科学杂志, 2022, 49(6): 691-699.

[2] 中华医学会妇产科学分会产科学组, 中华医学会围产医学分会, 中国妇幼保健协会妊娠合并糖尿病专业委员会. 妊娠期高血糖诊治指南(2022)[第一部分]. 中华妇产科杂志, 2022, 57(1): 3-12.

[3] 中华医学会妇产科学分会产科学组, 中华医学会围产医学分会, 中国妇幼保健协会妊娠合并糖尿病专业委员会. 妊娠期高血糖诊治指南(2022)[第二部分]. 中华妇产科杂志, 2022, 57(2): 81-90.

[4] 朱红芳. 妊娠期糖尿病产妇血糖控制效果对妊娠结局的影响. 中国药物与临床, 2021, 21(5): 828-830.

[5] American Diabetes Association Professional Practice Committee. Professional practice committee: standards of medical care in diabetes—2022. 15. 2022. Diabetes Care, 45(Suppl 1): S232-S243.

（寇皓、戴永国、徐丹）

15 产前使用促肺针，准爸妈要了解的事情

什么是“促肺针”？

在产科，经常有准爸妈咨询：“医生，我想让宝宝肺长得好一点，可以给我打促肺针吗？”“医生，我37周了想剖宫产，需要打促肺针吗？”那么“促肺针”是什么，一般什么情况下需要打，打了之后需要注意什么？准爸妈们需要提前了解一下。

“促肺针”是指促进胎儿肺发育成熟的药物，指糖皮质激素。全球范围内，促肺针一般有两种，倍他米松和地塞米松。在我国，一般使用地塞米松来促胎儿肺发育，因此“促肺针”通常指地塞米松。根据相关指南推荐，医生一般对有早产风险的孕妇给予1个疗程的糖皮质激素来促胎儿肺成熟：地塞米松肌内注射6 mg/针，每12小时一针，共打4次；或倍他米松肌内注射12 mg/针，每24小时一针，共打2次。

促肺针

呵护宝贝健康成长

1 什么是促肺针？

促进胎儿肺发育成熟的药物，指糖皮质激素

2 促肺针有几种呢？

全球范围内，促肺针一般有两种，倍他米松和地塞米松。在我国，一般使用地塞米松来促胎儿肺发育，因此“促肺针”通常指地塞米松。

3 临床上一般是怎么用的呢？

地塞米松：6 mg/针，每12小时一针，共打4针

倍他米松：12 mg/针，每24小时一针，共打两针

打了地塞米松就能促胎儿肺成熟吗？

新生儿肺能否正常发挥功能，发出第一声啼哭，离不开肺表面的重要“润滑剂”——肺泡表面活性物质。它的主要成分是磷脂和蛋白质，可以降低肺泡表面张力，防止肺泡塌陷和水肿，从而维持肺泡的稳定[1]。只有肺泡稳定了，新生儿才能顺畅地呼吸。

孕期注射地塞米松可以在24小时到1周内，迅速地促进胎儿肺内各种细胞的成熟。更重要的是，它可以促进胎儿肺泡表面活

性物质的合成和释放，改善肺泡功能，减少肺水肿。所以，“促肺针”是打败早产儿最大威胁——新生儿呼吸窘迫综合征的有效武器，有了它，早产儿的成活率会大大提高[2, 3]。

地塞米松让早产儿的肺发生了什么变化？

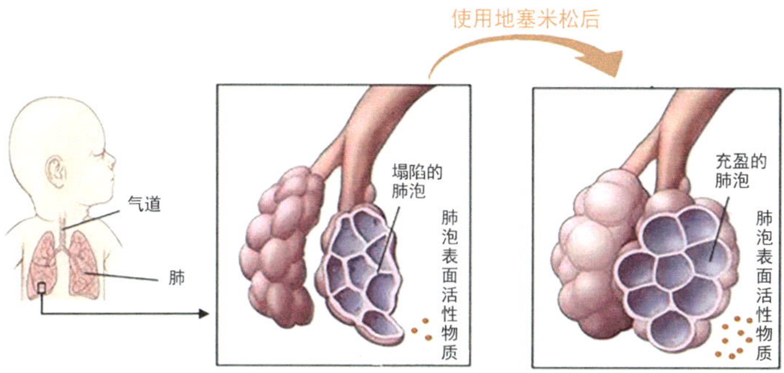

在孕期什么时候需要使用地塞米松？

地塞米松是早产儿的救命药。我国早产儿指孕周满28周不满37周出生的新生儿。由于孕周较小，早产儿的肺尚未发育好，不能完全保证出生后正常的呼吸功能，易出现早产并发症——新生儿呼吸窘迫综合征，导致婴儿死亡。地塞米松作为早产时促进胎儿肺发育成熟的药物，可以减少新生儿呼吸窘迫综合征的发生，从而明显降低早产儿的死亡率[4]。

那么，妊娠37周以后还需要使用地塞米松吗？有研究提示，妊娠37～39周择期剖宫产的胎儿也可能存在肺发育不成熟的风险，此时使用地塞米松对胎儿呼吸系统有益，但也可能存在其他潜在伤害。具体情况还需听从医生建议，家长们应积极配合。

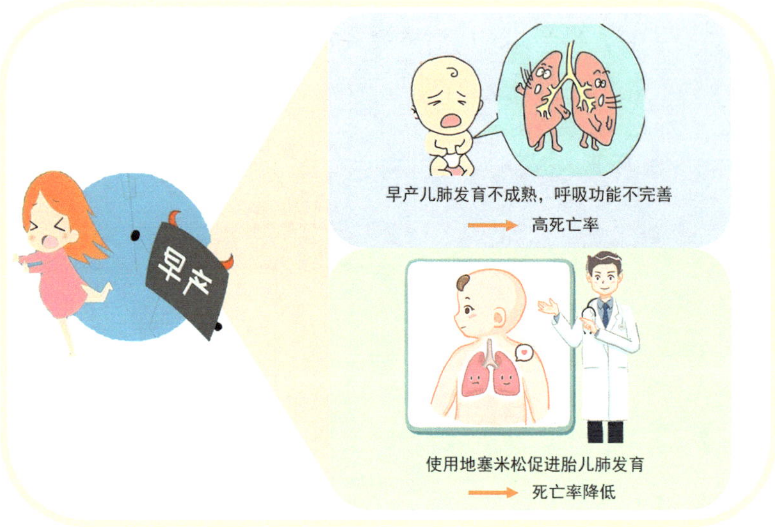

孕期使用地塞米松可能会有一些风险吗?

孕期使用地塞米松并非百利而无一害，也可能存在一些潜在风险，如增加新生儿低血糖风险，多疗程使用可增加儿童神经发育的远期风险，多疗程使用也可能影响孩子下丘脑—垂体—肾上

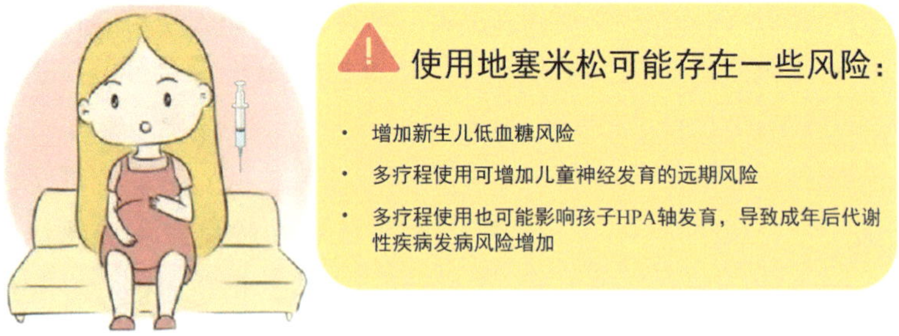

腺轴（hypothalamic-pituitary-adrenal axis，HPAA）发育，导致成年后代谢性疾病发病风险增加，如代谢综合征、动脉粥样硬化、高血压等[5-7]。

孕期使用地塞米松时应注意什么？

在有早产迹象时，宝妈、宝爸应该与医生进行详细的沟通，当确认在1周内存在早产的风险，并需要使用地塞米松时，需充分了解使用地塞米松的收益和风险。孕期使用过地塞米松或其他糖皮质激素（如倍他米松）应在就诊时告知医生相关药物使用史。

使用地塞米松之后要注意妈妈和宝宝的血糖情况，身体有异常要及时跟医生反映。由于使用地塞米松的通常为早产儿，早产儿的生长和发育可能存在一定的延迟，所以需要进行定期的生长发育观察。在孩子出生后建议定期体检和随访，密切关注孩子发育情况，尤其是神经系统、免疫力和骨骼的发育。

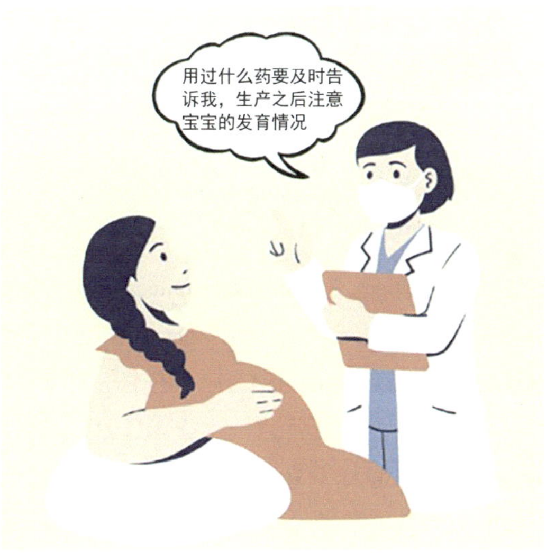

除了早产，孕期患其他疾病时使用地塞米松也应谨慎

地塞米松在临床中应用非常广泛。除了促胎儿肺成熟，地塞米松也常用于治疗自身免疫性疾病，如类风湿关节炎、系统性红斑狼疮等；也可以用于过敏性疾病，如严重支气管哮喘、皮炎等[8]。因此，孕妇在使用抗过敏等药物之前需要看看药物中是否含有地塞米松；当存在类似成分时，一定要在医生指导下方可使用。

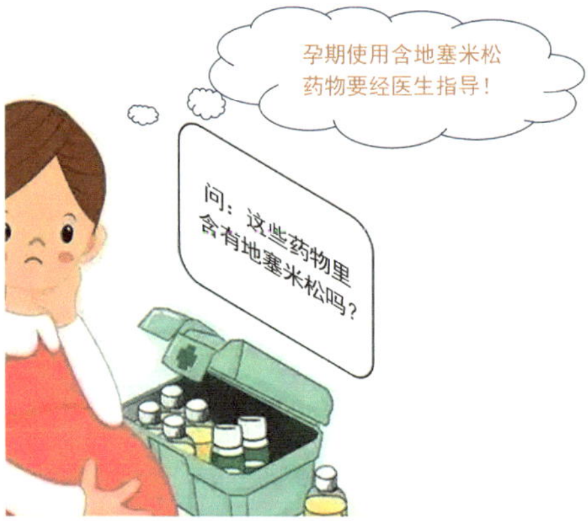
孕期使用含地塞米松
药物要经医生指导！
问：这些药物里
含有地塞米松吗？

参考文献

[1] Bernhard W. Lung surfactant: Function and composition in the context of development and respiratory physiology. Ann Anat, 2016, 208: 146-150.

[2] Gerber A N. Glucocorticoids and the Lung. Adv Exp Med Biol, 2015, 872: 279-298.

[3] Roberts D, Brown J, Medley N, et al. Antenatal corticosteroids for accelerating

fetal lung maturation for women at risk of preterm birth. Cochrane Database Syst Rev, 2017, 3(3): Cd004454.
[4] Hrabalkova L, Takahashi T, Kemp M W, et al. Antenatal Corticosteroids for Fetal Lung Maturity - Too Much of a Good Thing? Curr Pharm Des, 2019, 25(5): 593-600.
[5] McKinzie A H, Yang Z, Teal E, et al. Are newborn outcomes different for term babies who were exposed to antenatal corticosteroids? Am J Obstet Gynecol, 2021, 225(5): 536.e531-536.e537.
[6] Moisiadis V G, Matthews S G. Glucocorticoids and fetal programming part 2: Mechanisms. Nat Rev Endocrinol, 2014, 10(7): 403-411.
[7] Walters A, McKinlay C, Middleton P, et al. Repeat doses of prenatal corticosteroids for women at risk of preterm birth for improving neonatal health outcomes. Cochrane Database Syst Rev, 2022, 4(4): Cd003935.
[8] Madamsetty V S, Mohammadinejad R, Uzieliene I, et al. Dexamethasone: Insights into Pharmacological Aspects, Therapeutic Mechanisms, and Delivery Systems. ACS Biomater Sci Eng, 2022, 8(5): 1763-1790.

（陈慧君、杨美桃、赵晓琪、艾力凯提）

16 “小”宝宝成长风险多，科学防范疾病少

“哇……哇……”伴随着宝宝的啼哭声，小王全家充满了喜悦，但更多的却是担忧。因为这个宝宝尽管已经是38周足月出生，却只有4斤半，不到5斤（1斤=500 g）的体重，医生诊断为“低出生体重儿”（以下统称为“小”宝宝）。孕妈妈在孕期做过胎儿染色体检查，结果一切正常，但她曾患有妊娠期高血压。医生分析，宝宝的低体重可能与胎盘功能不全有关，导致胎儿在宫内营养不足。小王夫妇也了解到，“小”宝宝未来可能面临肥胖、高血压、高血糖和高血脂等代谢性疾病的风险增加。那么，如何帮助这个“小”宝宝降低未来健康问题的风险，并促进其健康成长呢？

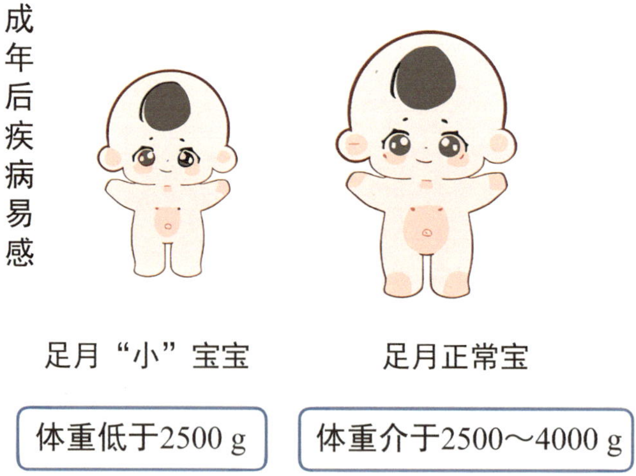

“小”宝宝如何度过新生儿期？

“小”宝宝出生后，由于体重较轻、发育尚未完全，发生并发症的风险较高，例如吸入性肺炎、新生儿高胆红素血症、喂养困难和低体温等。因此，必须加强对“小”宝宝的出生后监测，必要时应在新生儿科进行观察和治疗，以确保健康状况稳定。在营养方面，新生儿期纯母乳喂养是“小”宝宝的最佳选择。母乳不仅能提供充足的营养，还能增强宝宝的免疫力，降低学龄前感染性疾病的发生率。此外，研究表明，母乳喂养对“小”宝宝的心血管系统具有保护作用，有助于降低其成年后患心血管疾病的风险[1]。除了医院的专业监护，家庭护理和定期随访同样至关重要。家长应密切关注宝宝的神经发育、行为表现和生长情况，必要时及时就诊，接受专科评估和早期干预。科学的监测与护理，将有助于“小”宝宝更顺利地度过新生儿期，为未来的健康成长奠定坚实基础。

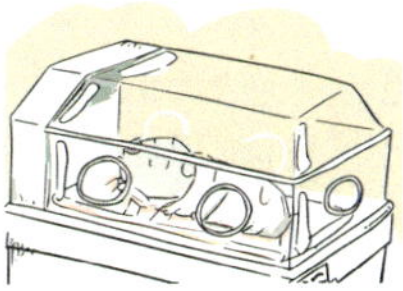

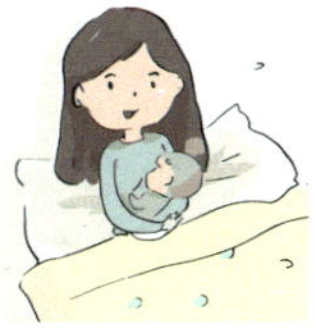

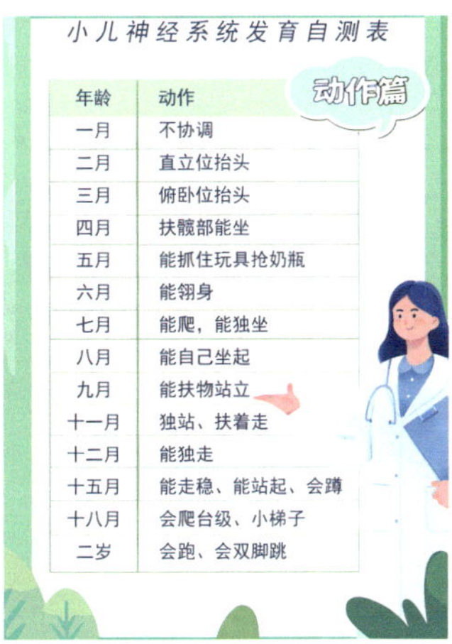
小儿神经系统发育自测表

动作篇

年龄	动作
一月	不协调
二月	直立位抬头
三月	俯卧位抬头
四月	扶髋部能坐
五月	能抓住玩具抢奶瓶
六月	能翻身
七月	能爬，能独坐
八月	能自己坐起
九月	能扶物站立
十一月	独站、扶着走
十二月	能独走
十五月	能走稳、能站起、会蹲
十八月	会爬台级、小梯子
二岁	会跑、会双脚跳

宝宝开始吃辅食后，家长们是否应该拼命让宝宝多吃，以弥补先天不足呢？

流行病学和动物研究表明，“小”宝宝在成年后更容易罹患非酒精性脂肪肝、糖尿病等代谢性疾病，而且高脂饮食可能诱发或加重这些疾病的发生[2, 3]。因此，家长们在宝宝的饮食安排上需要格外注意，尤其是要减少高盐、高脂、高糖食物的摄入。像汉堡、炸鸡等高脂食物对“小”宝宝来说尤为需要控制，与正常体重儿童相比，高脂饮食会进一步增加“小”宝宝患代谢性疾病的风险。

为了降低这些潜在的代谢性疾病风险，宝宝开始吃辅食后，特别要注重富含纤维食物的摄入，如水果、蔬菜、豆类、全谷物等。此外，家长们还应探索合理的营养补充模式，例如补充必需氨基酸（如牛磺酸）、维生素B12等[4, 5]，这些营养物质不仅有助于保护神经元，还能促进“小”宝宝神经系统的健康发育。

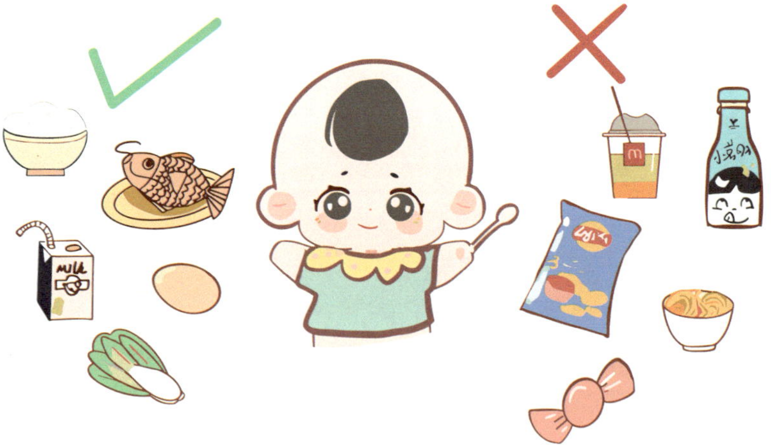

在运动方面有什么需要注意的？

流行病学和动物实验已证实了宫内生长受限可影响胎儿骨骼发育，可能增加成年患骨关节炎的风险[6]。因此，“小”宝宝的运动方式和运动量需要重点关注。

首先，要选择合适的锻炼方法，如游泳、骑车、慢走等。尽量减少对关节损害较大的运动，如爬山、蹲起、跳绳等。同时运动前一定要充分热身，必要时佩戴护膝、护踝、护腕等。其次，要安排合适的运动量，家长们千万不要为了让孩子“长大”而急于求成。适量运动可以锻炼身体，过量运动会适得其反。

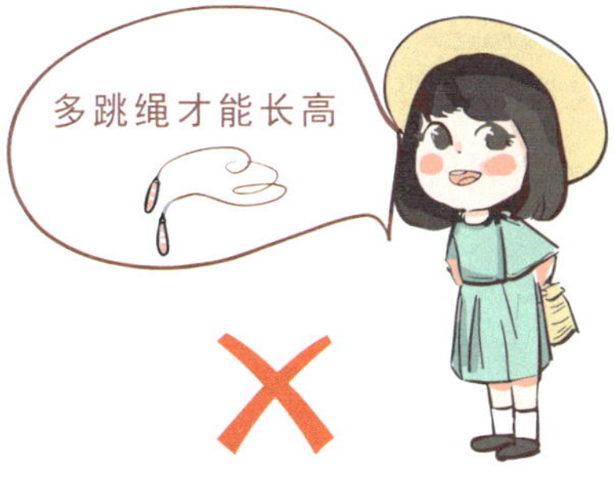

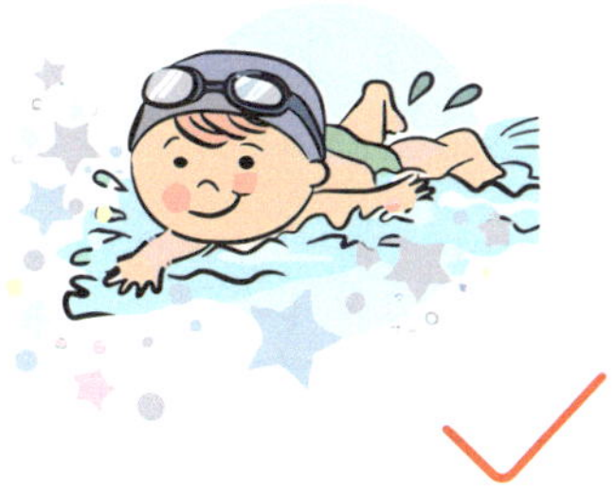

教育方面需要关注什么？

研究表明，“小”宝宝患抑郁症、孤独症、癫痫等神经精神疾病的风险较高，而负面情绪可能进一步加重这一风险[7, 8]。因此，家长应尽量保持积极心态，避免将焦虑、紧张等情绪传递给孩子，多给予鼓励、支持和包容，以营造安全、温暖的成长环境。此外，家长应重点关注 社会交往、感官刺激、食物选择和躯体运动4个方面，以促进宝宝的全面发展。

（1）社会交往。通过亲子互动、日常对话和游戏，提升宝宝的社交能力，帮助他们建立安全感和信任感。

（2）感官刺激。利用色彩鲜艳的玩具、音乐、图片等丰富感官体验，促进大脑和神经系统的发育。

（3）食物选择。提供均衡饮食，避免高糖、高脂、高盐食物，确保宝宝获得充足的营养支持健康成长。

（4）躯体运动。鼓励爬行、走路等活动，增强宝宝的协调性、平衡感和自信心。

家长可以在家庭环境中增加视觉、触觉等多感官刺激，例如摆放不同质地的玩具、播放舒缓音乐、提供丰富的图像和声音，促进宝宝的感知和认知发展。随着“小”宝宝成长，应鼓励他们多接触自然、探索世界，并与他人互动交流，从而帮助他们建立良好的情绪调节能力和个性发展。

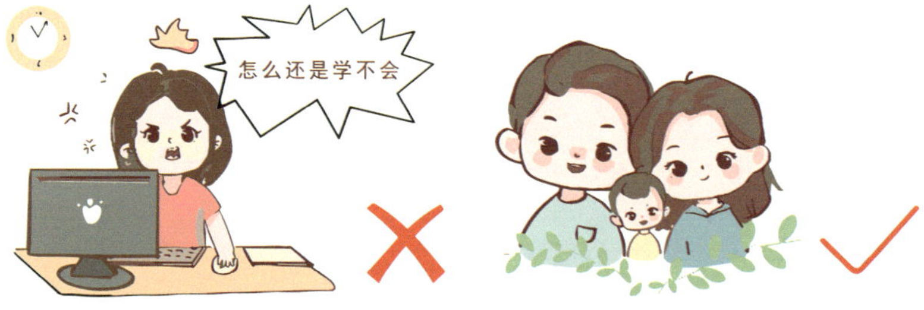

总之，“小”宝宝的成长过程中确实存在一定风险，但家长无须过度焦虑。通过科学的预防措施、良好的成长环境和持续的健康监测，可以大大降低他们成年后患病的风险，让宝宝更健康、更自信地成长。

参考文献

[1] Carducci B, Bhutta Z A. Care of the growth-restricted newborn. Best Pract Res Clin Obstet Gynaecol, 2018, 49(3): 103-116.

[2] 陈祝秀, 李晓南. 小于胎龄儿追赶性生长的研究进展. 中国儿童保健杂志, 2021, 29(6): 619-622+631.

[3] 陈津津, 吴丹. 小于胎龄儿的追赶生长与脂肪追赶. 中国儿童保健杂志, 2021, 29(8): 815-819.

[4] 李彩梅, 丁晓春. 小于胎龄儿出生后血清维生素B12及脑发育水平研究. 中华临床医师杂志(电子版), 2020, 14(5): 370-375.

[5] Fang Q, Liu J, Chen L, et al. Taurine supplementation improves hippocampal metabolism in immature rats with intrauterine growth restriction (IUGR) through protecting neurons and reducing gliosis. Metab Brain Dis, 2022, 37(6): 2077-2088.

[6] Dennison E M, Syddall H E, Sayer A A, et al. Birth weight and weight at 1 year are independent determinants of bone mass in the seventh decade: the Hertfordshire cohort study. Pediatr Res, 2005, 57(4): 582-586.

[7] Visser A M, Jaddoe V W, Hofman A, et al. Fetal growth retardation and risk of febrile seizures. Pediatrics, 2010, 126(4): e919-e925.

[8] Hu S, Yi Y, Jiang T, et al. Intrauterine RAS programming alteration-mediated susceptibility and heritability of temporal lobe epilepsy in male offspring rats induced by prenatal dexamethasone exposure. Arch Toxicol, 2020, 94(9): 3201-3215.

（郭娟娟、张子依、龙飞、徐丹）

下篇

胎源性疾病发生的宫内起源与早期防治

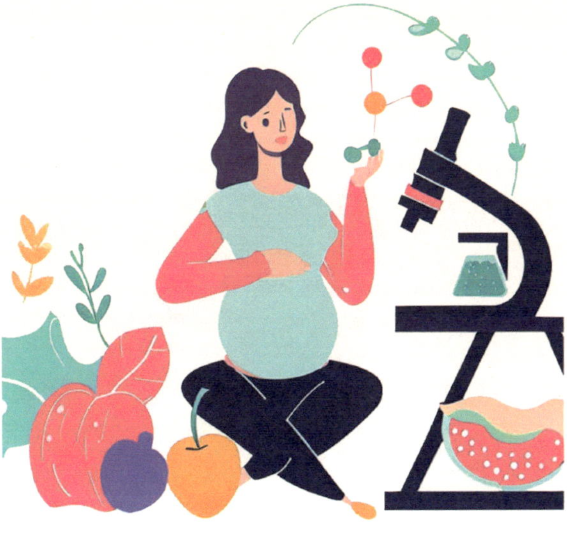

17 宝宝宫内发育迟缓怎么办？

孕妈妈，你是否曾在产检时被医生告知胎儿发育小于正常胎儿？你是否在超声报告中见过孕周小于实际孕周或“宫内发育迟缓（intrauterine growth retardation，IUGR）”的诊断？现在，让我们一起揭开IUGR的神秘面纱，科学正确地认识它。

什么是IUGR？

IUGR是指受母体、胎儿、胎盘等多种病理因素影响，胎儿生长未达到其应有的遗传潜能，表现为胎儿体重低于其胎龄平均体重的第10百分位或低于其平均体重的2个标准差而定。[1]。IUGR胚胎（胎儿）的正常生长态势受到阻滞，应有的生长潜能被削弱，同时，部分胎儿的组织结构与功能发育也受到影响。大量流行病学调查表明，IUGR不仅会增加怀孕期间胎儿呼吸窘迫、胎儿死亡的风险，而且IUGR胎儿出生后成为低出生体重儿的可能性更大。随着年龄的增加，儿童期发生认知障碍及成年后发展出现肥胖、2型糖尿病、冠心病、脑卒中的风险也可能高于正常体重儿。

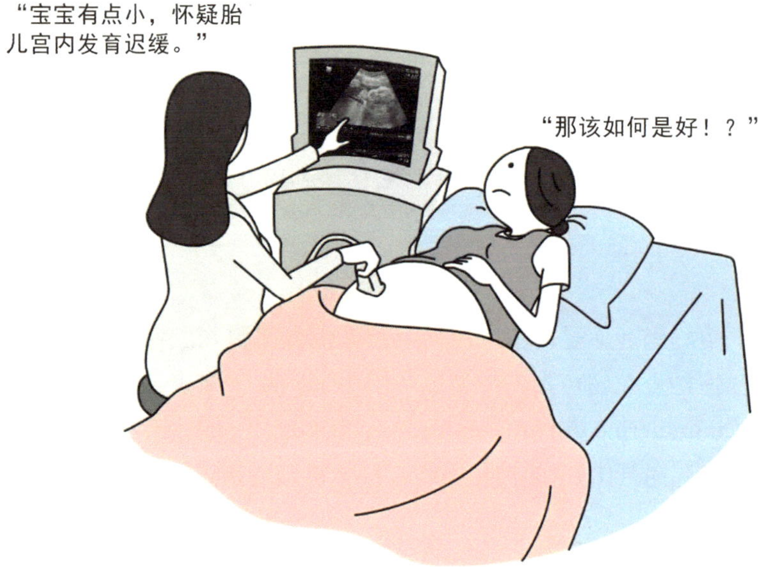

为什么我的宝宝会小?

IUGR发生的确切原因仍不明确，目前认为是多种因素所导致的。

首先，胎盘及脐带异常是引起IUGR的最常见病因之一。胎盘作为胎儿营养供应的重要桥梁，因出现功能障碍的胎盘会限制胎儿的营养供应，并阻止胎儿正常生长。

其次，孕妈妈自身患有相关疾病，如妊娠糖尿病、肾功能不全、妊娠期高血压、自身免疫性疾病（例如系统性红斑狼疮）等，也可能影响胎儿发育，导致胎儿发生IUGR的概率增大。

此外，研究发现，烟草、酒精、可卡因的使用或滥用，多胎妊娠，致畸物暴露，传染病，遗传病，以及胎儿畸形等也是产生IUGR的影响因素[2]。

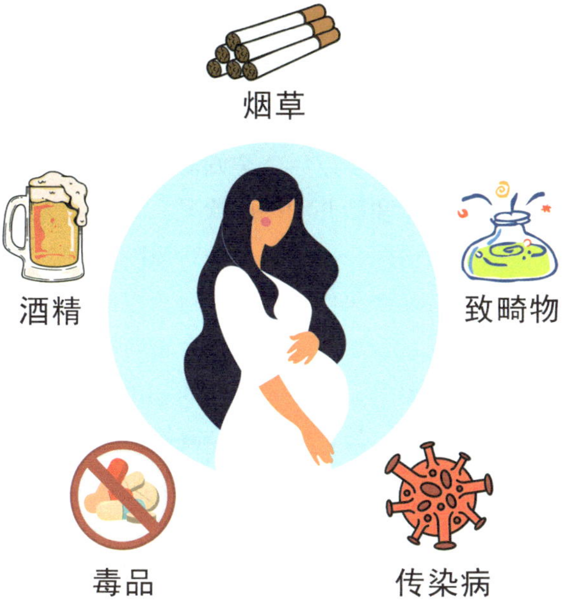

如何做才能防治IUGR，让宝宝在宫内健康生长?

虽然IUGR可能会导致低出生体重，但是孕妈妈也不要过度焦虑。产前进行早期筛查、规律产检、动态关注有助于及时地识别IUGR并进行对应科学的处理；而出生后及早地进行干预，可以改善儿童不良的生长发育，并降低其成年后患病的风险。因此，早期识别、早期干预对IUGR防治十分重要。首先，我们可以从生活点滴做起，从身边日常开始。孕妇或备孕女性应保证均衡适量的营养摄入，维持健康的生活方式和积极的心态，避免暴露于有毒、有害的致畸物质。其次，尤其要注意生活中常见的烟草暴露和酒精摄入，孕妈妈除了自身最好避免抽烟、饮酒，也要尽量避免出入于烟草暴露较多的场合，减少被动暴露，从而最大限度减少烟草可能带来的影响，保证胎儿健康。

如果已有生育计划，备孕阶段需进行常规体检，如测量血压，血糖等，若发现异常指标，建议备孕女性将身体各项指标恢复正常后再考虑怀孕。怀孕以后，孕妇需要按医生的要求定期进行产检，同步关注母亲和胎儿的健康状况。首先，孕妈妈需详细告知医生以往患病的情况，以便医生进行风险评估。若孕妈妈有妊娠相关合并症，需配合医生，及早进行积极的干预与治疗，避免IUGR的持续进展。其次，动态监测胎儿生长发育指标，若发现胎儿发育异常，必要时需进行产前诊断如羊水穿刺，积极寻找原因，排除相关性疾病。最后，到了孕晚期，孕妈妈则要重点关注胎儿的胎心、胎动情况，若胎动明显减少，要及时就医。

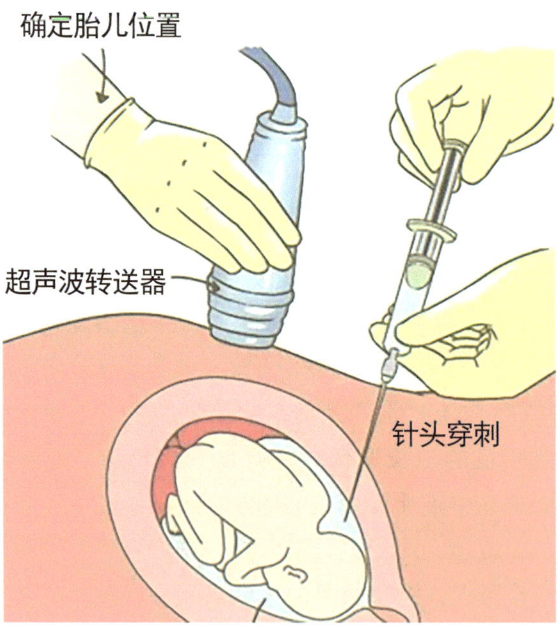

一旦被诊断为IUGR，更要注意加强胎儿及胎盘功能监护，如计数胎动、电子胎心监护、胎儿多普勒血流检测等，根据多个指标综合评估胎儿宫内安危，并参考临床医生综合考虑后的建议选择终止妊娠的时机[3]。

参考文献

[1] 段涛, 杨慧霞, 胡娅莉, 等. 胎儿生长受限专家共识(2019版). 中国产前诊断杂志(电子版), 2019, 11(04): 78-98.

[2] Fetal Growth Restriction: ACOG Practice Bulletin Summary, Number 227. Obstet Gynecol, 2021, 137(2): 385-387.

[3] 段然, 漆洪波. 胎儿生长受限的规范化诊断和管理. 实用妇产科杂志, 2021, 37(11): 801-803.

（肖浩、查晓萌、方曼、乔媛）

18 创造健康孕育环境，保护孩子心理健康

中国人民正走在追求幸福的道路上，焦虑症、抑郁症却像“旅途伙伴”一样不时出现。抑郁症现已成为全球第四大疾病，据中国心理卫生协会的有关统计显示，我国抑郁症发病率约为3%～5%，大约1亿国人有过抑郁的经历。焦虑症也是青年群体的高频心理问题，据统计，约20%的受访者有过严重焦虑情绪。现代社会普遍存在的心理问题，作为常见的心理障碍疾病，两者关系密切，通常以共病形式出现[1]。

焦虑抑郁症状

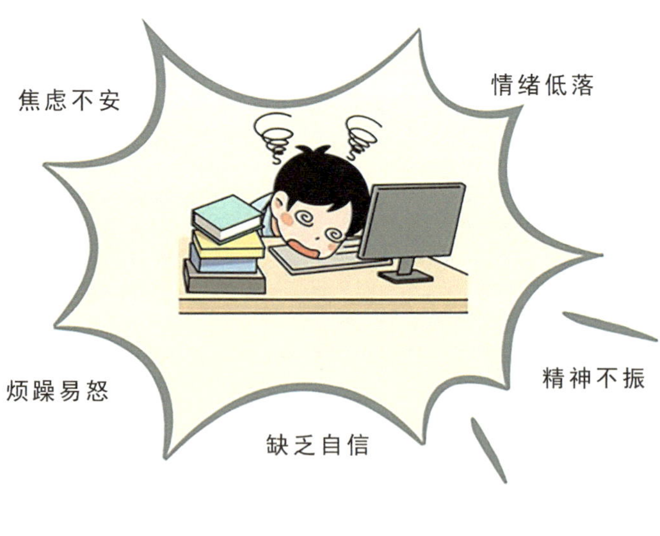

焦虑症和抑郁症可能的病因有哪些？

（1）遗传因素。如果家庭中（特别是近三代亲属）有人患有焦虑症、抑郁症或精神分裂症，那么一个人罹患这类疾病的概率会更高。但是焦虑症、抑郁症并不是一种遗传性疾病，只是有一定的遗传可能性。

（2）环境因素。生活中的压力、创伤、家庭环境等都可能导致焦虑症、抑郁症的发生。近年来，“健康与疾病的发育起源

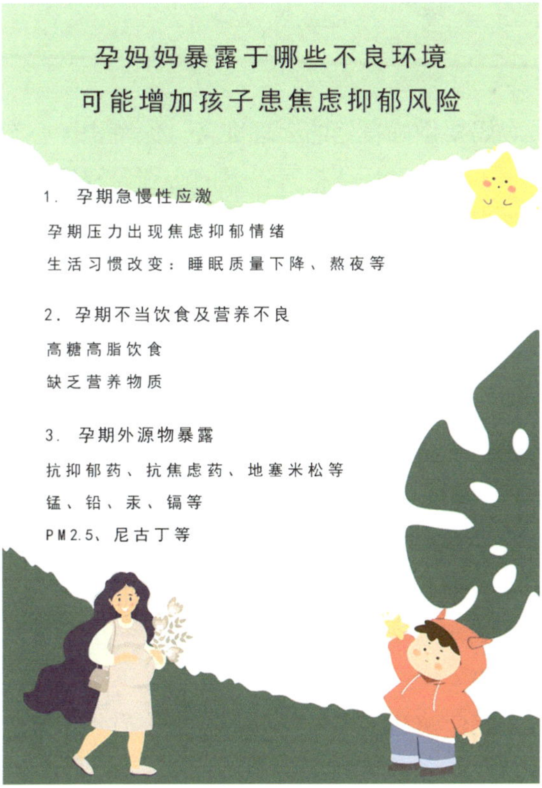

孕妈妈暴露于哪些不良环境
可能增加孩子患焦虑抑郁风险
1. 孕期急慢性应激
孕期压力出现焦虑抑郁情绪
生活习惯改变：睡眠质量下降、熬夜等
2. 孕期不当饮食及营养不良
高糖高脂饮食
缺乏营养物质
3. 孕期外源物暴露
抗抑郁药、抗焦虑药、地塞米松等
锰、铅、汞、镉等
PM2.5、尼古丁等

（DOHaD）”学说受到广泛关注，认为除了遗传因素，许多疾病可能是妈妈孕期或孩子出生后早期遭受的不良环境暴露（如营养不良、药物[2]、空气污染物[3]等）所导致的。人群流行病学调查发现，低出生体重儿在青春期更易患焦虑症、抑郁症，尤其在面对慢性压力的情况下。这些研究提示，焦虑症、抑郁症具有胎儿发育起源。那么胎源性焦虑症和抑郁症的“凶手”是什么？研究发现，孕妈妈暴露于诸多不良环境会增加孩子出生后出现焦虑症和抑郁症的风险[4]。

孕期准妈妈怎么做能预防孩子焦虑症和抑郁症的潜在发生风险？

孕期准妈妈要做好良好的心理准备，保持积极心态和健康的生活方式。很多女性对怀孕抱有畏惧的心理，她们担心怀孕将给她们的心理和身体带来很大变化，如要承受早孕反应，以及孕晚期身体行动不便等。一些孕妈妈可能由于某种原因患上产前抑郁症，那么孩子焦虑症和抑郁症的易感性也会增加。因此，准妈妈一定要调整好心态，保持积极乐观的态度，同时也要保持健康的生活方式和习惯，早睡早起，适当运动。

孕期准妈妈要注意营养物质的摄入。要合理饮食，摄取全面均衡的营养，摄入适量的蛋白质、维生素和矿物质。一般来说，准妈妈应该在孕前3个月遵照医嘱每天补充适量叶酸，在怀孕早期缺乏叶酸会对胎儿大脑和神经系统的发育有不利影响[5]。另有研究显示，准妈妈在孕期适当增加维生素D的摄入可以降低孩子患焦虑抑郁症的风险。

孕期准妈妈应避免接触一些有毒有害物质。如某些具有潜在神经毒性的药物、空气污染物及重金属等，这些外源物都可能直接或间接地损伤孩子的神经系统发育。

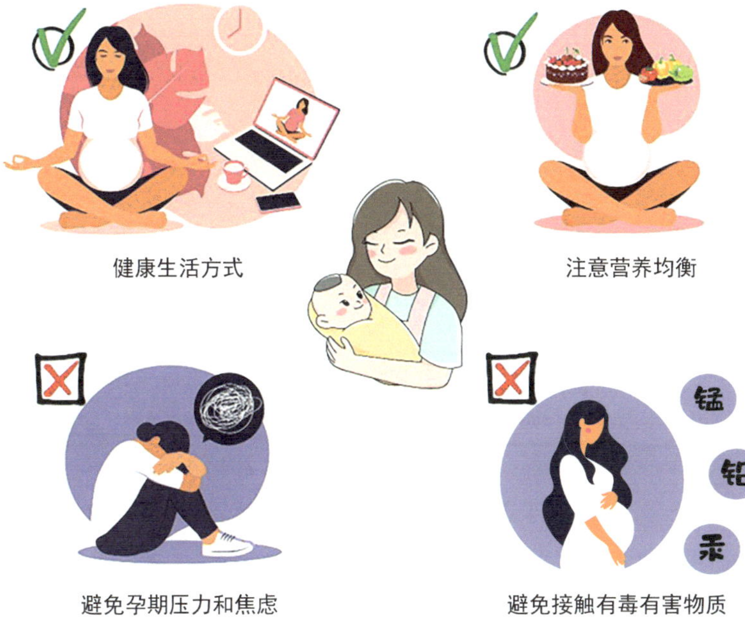
健康生活方式
注意营养均衡
锰
铅
汞
避免孕期压力和焦虑
避免接触有毒有害物质

孕妈妈孕期如何缓解焦虑、抑郁情绪？

（1）寻求支持。和家人、朋友或者专业人士分享你的情绪，让你不再感到孤单。你也可以考虑加入产前支持小组，与其他孕妈妈交流分享经验。

（2）学习放松技巧。尝试深呼吸、冥想、瑜伽或渐进性肌肉松弛等放松技巧，帮助你减轻焦虑和压力。

（3）定期进行产检。孕期经常进行产检，确保宝宝的健康状况，减少担忧。

（4）咨询医疗专业人士。如果你的焦虑、抑郁情绪严重影响了日常生活，不要犹豫，寻求专业心理咨询或医疗帮助。医生可以根据你的情况提供合适的建议和治疗方案。

（5）保持合理的期望。孕期会带来很多变化，有时候事情不会按照计划进行。要学会适应和调整，不要对自己过于苛刻。

参考文献

[1] Hunt C, Issakidis C, Andrews G. DSM-IV generalized anxiety disorder in the Australian National Survey of Mental Health and Well-Being. Psychol Med, 2002, 32(4): 649-659.

[2] Jiang T, Hu S, Dai S, et al. Programming changes of hippocampal miR-134-5p/SOX2 signal mediate the susceptibility to depression in prenatal dexamethasone-exposed female offspring. Cell Biol Toxicol, 2022, 38(1): 69-86.

[3] 张海宇, 程鑫, 邹海欧. $PM_{2.5}$与抑郁症相关性研究进展. 中国预防医学杂志, 2018, 19(9): 707-710.

[4] Lautarescu A, Craig M C, Glover V. Prenatal stress: Effects on fetal and child brain development. Int Rev Neurobiol, 2020, 150: 17-40.

[5] Coppen A, Bolander-Gouaille C. Treatment of depression: time to consider folic acid and vitamin B12. J Psychopharmacol, 2005, 19(1): 59-65.

（徐丹、代高乐、齐翠萍、鲁梦溪）

19 孩子学习记忆障碍的真相

什么是学习记忆障碍?

儿童学习记忆障碍是指学龄期的儿童，在获得或运用听、说、读、写、推理和计算能力等方面，未能达到其适当的年龄和能力水平，出现明显的学习困难。儿童学习记忆障碍的主要表现是对新事物的认知以及对事物、生活的记忆储存能力缺陷，不同年龄阶段均可出现学习记忆障碍，且发病情况各异。在孩子学龄期主要表现为学习成绩不佳、记忆力减退、注意力不集中、反应迟钝等。

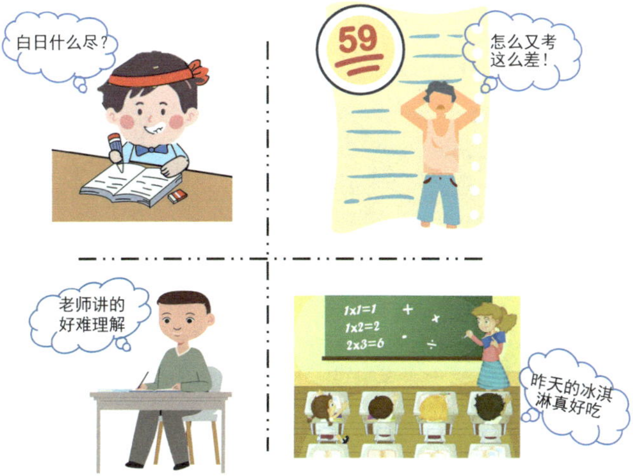
白日什么尽?
59
怎么又考这么差!
老师讲的好难理解
昨天的冰淇淋真好吃

孩子学习记忆障碍可能的成因有哪些？

人群流行病学调查发现，宫内发育迟缓所致的低出生体重儿童会出现较差的行为表现，在学校更易出现学习习惯不良、智力发育迟缓、记忆力较差等情况，而适龄足月出生的正常体重儿童则更少出现上述情况[1]。大量研究发现，妊娠过程中胎儿在妈妈子宫内如果遭受不良环境因素的影响，很容易出现早产和宫内发育迟缓等。如孕期母体营养不良（如必需氨基酸、微量元素的缺乏）、不良生活习惯（如饮酒、过多饮用含咖啡因的饮品）、遭受急慢性应激（日常生活困扰、熬夜、分娩焦虑等），以及暴露于一些环境毒物或药物应用等（如被动吸烟，重金属、苯类有机物的暴露，以及糖皮质激素类药物的应用等）[2, 3]，都会引起宫内发育迟缓，并对子代学习记忆功能产生长期影响。

出生后的多种因素同样可能造成儿童学习记忆障碍，比如家庭对儿童的学习重视程度较低、家庭关系紧张，常常使儿童得不到父母的关心和家庭的温暖而造成学习困难；父母的教养方式专制，也会使儿童对学习产生抗拒和逆反的心理，影响学业。

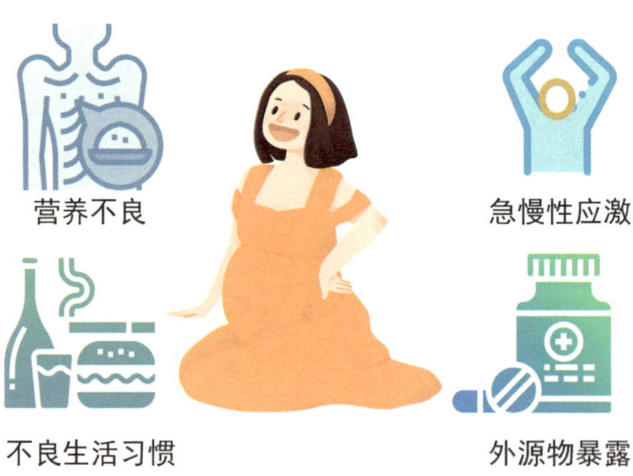

备孕中的准爸爸、准妈妈应该如何预防孩子出现学习记忆障碍呢？

（1）注意孕期营养均衡。要合理膳食，摄取全面均衡的营养，摄入适量的蛋白质和碳水化合物，以及必需的维生素和矿物质，适量补充叶酸还有助于宝宝神经系统发育。

（2）避免不良生活习惯。要避免吸烟、饮酒，也要避免准爸爸吸烟带给孕妈妈被动吸烟的危害，还要尽量避免饮用咖啡、奶茶等含有咖啡因的饮品。烟、酒、咖啡的暴露可能会通过影响下丘脑—垂体—肾上腺轴的功能，导致海马发育损伤，增加孩子出生后学习记忆障碍的风险[4, 5]。

（3）避免孕期压力及过度焦虑。孕期压力或焦虑应激可能引发神经递质失衡、类固醇激素水平改变、表观遗传修饰异常等情况，从而导致不良妊娠结局，通常表现为早产和宝宝的低出生体重。避免过度焦虑，保持身心愉悦还有助于孕妈妈顺利分娩。如果出现精神不适的症状要及时就医，在医生的指导下进行有效治疗。

（4）避免接触有毒有害物质。要尽量避免接触汽油、劣质染发剂、劣质指甲油和空气清新剂等有毒有害物质，这些物质可能透过胎盘屏障，进而影响宝宝的神经系统发育。

（5）注意孕期用药安全。孕期母体生理状态发生改变，药物代谢情况同样出现生理性变化。许多药物可透过胎盘对宝宝造成影响，甚至会影响到多代。如围生期地塞米松的使用一方面可以促进胎肺成熟，但另一方面可能会增加子代出生后学习记忆障碍的风险。因此，孕期用药需谨遵医嘱，谨慎控制药物种类及使用剂量。

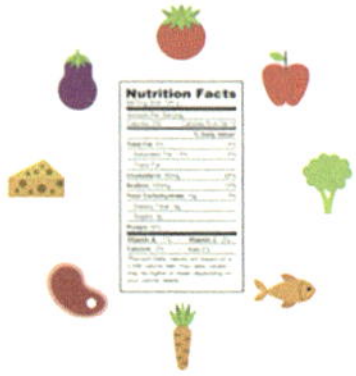

注意营养均衡

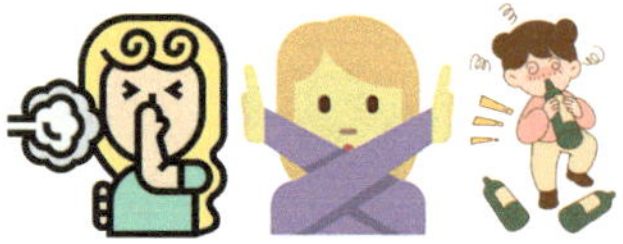

避免不良生活习惯

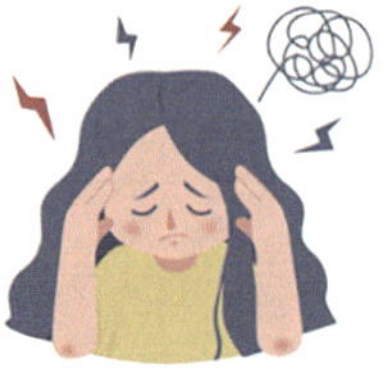

避免孕期压力和焦虑

避免接触有毒有害物质

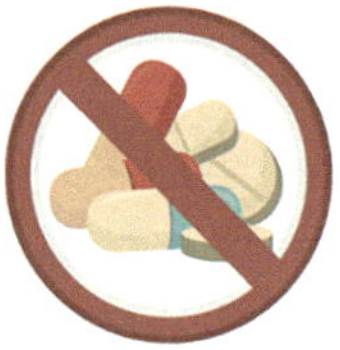

注意孕期用药安全

如果是早产儿、低出生体重儿或已出现了学习记忆障碍倾向儿童，宝爸宝妈可以怎样做来改善孩子情况呢?

出现标题中的情况可以在生命早期进行适当干预。肠道菌群状态与生命早期中枢神经系统的发育息息相关，肠—脑轴异常改变可能引起或加剧低出生体重儿童的中枢神经系统发育异常。低出生体重儿可在医生指导下适当使用益生菌来调节肠—脑轴功能，进而改善神经系统的发育情况。

如果学龄期儿童出现学习记忆障碍，如注意力难以集中、学习效率低下等情况，家长需要更加关心孩子心理状态的变化，从孩子的情绪、兴趣、习惯等生活细节入手，借助心理行为认知疗法，针对孩子的专注力、记忆力和思维能力进行针对性干预，通过训练改善孩子学习记忆和认知能力。

参考文献

[1] Gutteling B M, de Weerth C, Zandbelt N, et al. Does maternal prenatal stress adversely affect the child's learning and memory at age six? J Abnorm Child Psychol, 2006, 34(6): 789-798.

[2] Singer L T, Minnes S, Short E, et al. Cognitive outcomes of preschool children with prenatal cocaine exposure. JAMA, 2004, 291(20): 2448-2456.

[3] Cone-Wesson B. Prenatal alcohol and cocaine exposure: influences on cognition, speech, language, and hearing. J Commun Disord, 2005, 38(4): 279-302.

[4] Zhong L, Luo F, Zhao W, et al. Propofol exposure during late stages of pregnancy impairs learning and memory in rat offspring via the BDNF-TrkB signalling pathway. J Cell Mol Med, 2016, 20(10): 1920-1931.

[5] Sundbakk L M, Gran J M, Wood M E, et al. Association of Prenatal Exposure to Benzodiazepines and Z-Hypnotics With Risk of Attention-Deficit/Hyperactivity Disorder in Childhood. JAMA Netw Open, 2022, 5(12): e2246889.

（徐丹、周昕丽、韦丽怡、骆名翠）

20 来自星星的你，如何融入地球？——探索孤独症儿童的世界

小红4岁的儿子明明有一双明亮的大眼睛，特别惹人喜爱。但他却很少说话，常常一个人坐在家里的防护窗旁，不愿表达自己的愿望和要求，只会哭闹。在幼儿园里，明明也是整天哭闹乱跑，不说话，不懂得危险，经常无缘无故咬伤自己和周围的小朋友。无奈，幼儿园劝小红让明明退学……小红只能带着明明去往各大医院就医，希望能给孩子一个明确的诊断。小红甚至怀疑孩子有听力、智力障碍。直到明明6岁多，才在北京一所医院被确诊为“孤独症”。但遗憾的是，明明已错过6岁以前的最佳治疗时机。

无法融入集体的明明

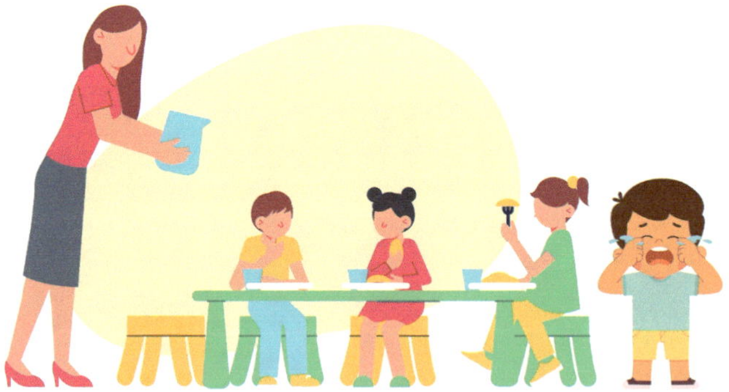

明明被确诊患有"孤独症"

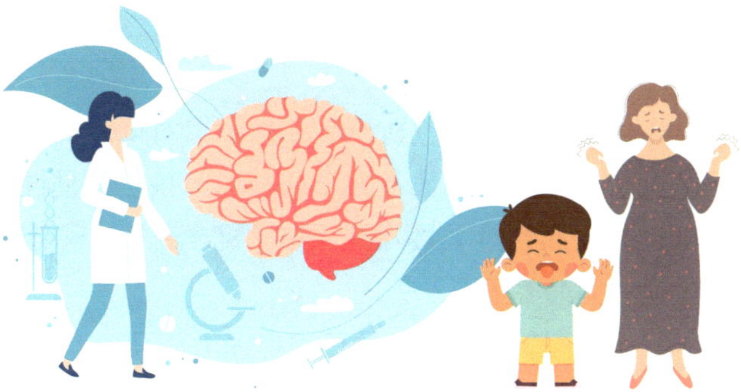

孤独症，是一种神经发育障碍，通常在儿童早期显现出来。有视力却不愿与他人对视，有听力却总是充耳不闻，有行为却总与你的愿望相违……面对这种情况，人们把患孤独症的孩子们称作“来自星星的孩子”——犹如天上的星星，一人一个世界，独自闪烁。

孤独症儿童——“来自星星的孩子”

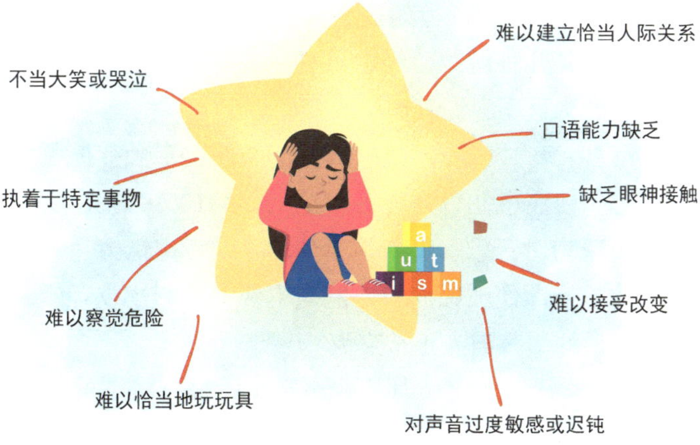

孤独症的症状有哪些呢？

对于孤独症患者，越早进行干预和训练，对以后的学习、工作和生活越有帮助，但很多家长在早期都认为孩子只是性格孤僻或者说话延迟，从而错过了最好的干预时机。所以，一定不可对早期孤独症症状视而不见[1]。

（1）语言沟通障碍。大多数孤独症患儿言语很少，严重者甚至终身不语。即便部分患儿会说话，也宁愿用手势来代替语言，或者只会机械地模仿别人的语言，且常常分不清你我。

（2）社会交流障碍。孤独症患儿通常对周围的事物漠不关心，难以体会别人的情绪和感受，也无法正确地表达自己的情绪和感受。

（3）缺乏学习和模仿的能力。“模仿”是孩子学习的最重要工具，孩子就是通过模仿学习说话，学习运用无声的身体语言、手势和表情进行沟通的。但是孤独症患儿不懂得模仿。

（4）兴趣狭窄且行为刻板。孤独症患儿通常会较长时间地专注于某种或某几种游戏，经常重复一些固定刻板的动作，对周围环境要求严格且不容许有丝毫改变。

（5）大多智力发育落后或不均衡。70%的孤独症患儿智力落后，20%的孤独症患儿智力在正常范围，约10%的孤独症患儿智力超常，表现为对音乐、美术等十分敏感或者记忆力超常等。但令人费解的是，即便孤独症患儿能毫不费力地阅读或背诵，却无法用自己掌握的语言与人正常交流。

（6）感觉异常。比如对某些声音、图像有特别的偏好或恐惧，或者痛觉迟钝等。

孤独症可能的病因有哪些呢?

孤独症是医学界的难题，近年公众对孤独症的认识不断提高，但对其病因和发生机制仍知之甚少。有关孤独症的确切病因目前尚不明确，目前认为它是由多种因素共同作用形成的。

（1）先天遗传因素。遗传可能是孤独症的主要风险因素之一。研究表明，一些孤独症患者中存在某些基因的突变，可能引起大脑神经网络的异常发育，从而导致孤独症的发病。如果家庭中有孤独症患者，亲属患病的风险会明显增加[2]。

（2）孕期环境因素。多项研究表明，母体孕期环境毒物（如烟雾、铅、汞等）暴露[3]、不良饮食习惯（如摄入过多含咖啡因的饮料）、哺乳期特定营养物质不足，以及父母高龄化[4]等，都可能与孩子孤独症的发病有关。

值得提出的是，近年研究发现，大多数孤独症患者存在胃肠道异常症状，微生物、肠道与大脑构成的“菌—肠—脑轴”可能在孤独症的发病过程中发挥了重要作用[5]。如母体孕期咖啡因暴露可改变子代出生后肠道菌群的组成，使得某些具有神经保护作用的菌群代谢产物如吲哚丙酸的生成减少，通过损伤神经系统发育介导孤独症社交记忆障碍发生。

孕期准妈妈怎么做能预防孩子孤独症的潜在发生风险?

首先，准妈妈在孕前及孕期应主动接受全面的遗传咨询和遗传检测。遗传咨询主要是向父母介绍遗传学的基本原理、孤独症的遗传方式以及孤独症的诊断方法等，帮助他们了解孤独症的风险因素和概率。遗传检测则是通过检测孕妈妈或胎儿的基因，确定孕妈妈的孕育风险。如果孕妈妈本身有家族遗传史，或者出现任何异常情况，医生可能会建议进行更频繁的检查和监测。

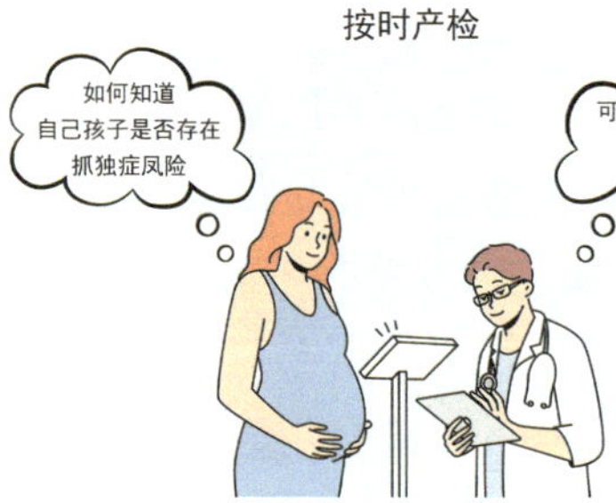

其次，孕期的准妈妈要主动避免一些有毒有害物质的接触，如环境污染物、重金属、某些具有潜在神经毒性的药物、杀虫剂、化学品等，同时保持良好的饮食习惯，如避免摄入含咖啡因的饮品等。这些物质的接触可能会增加孩子孤独症的患病风险。

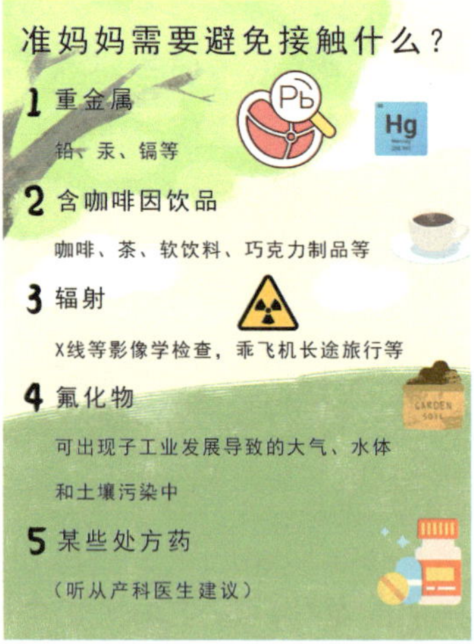

此外，孕期的准妈妈需要注意自己的营养摄入。研究表明，孕妇摄入适量的叶酸和ω-3脂肪酸可以降低胎儿患孤独症的风险[6, 7]。叶酸可以促进神经元的生长和发育，ω-3脂肪酸对大脑和神经系统的发育至关重要。

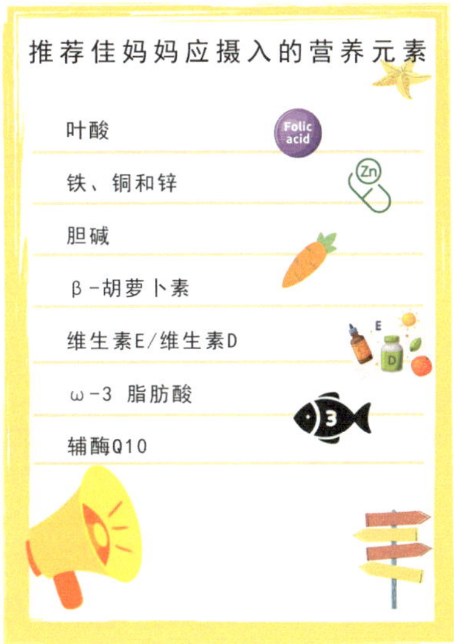
推荐佳妈妈应摄入的营养元素
叶酸
Folic acid
铁、铜和锌
Zn
胆碱
β-胡萝卜素
维生素E/维生素D
ω-3 脂肪酸
辅酶Q10

最后，研究发现，孕期适量的运动和心理健康也有助于预防孩子孤独症的患病风险。孕妇可以在医生的指导下适当运动，如散步、瑜伽等，以及通过参加心理健康课程或咨询来保持心理健康。

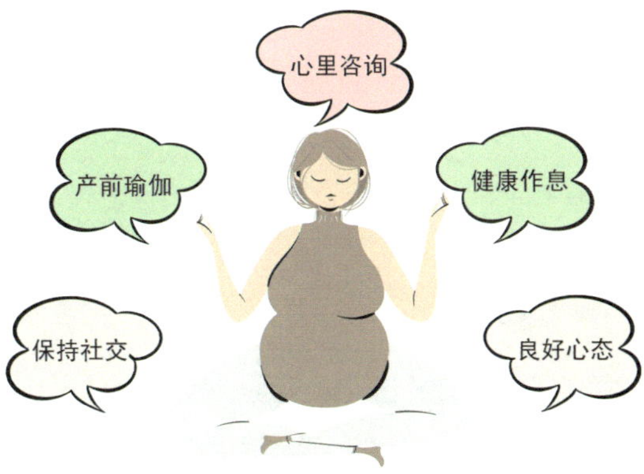
心里咨询
产前瑜伽
健康作息
保持社交
良好心态

如何治疗孤独症？

目前还没有一种针对孤独症的治愈方法，但是早期的干预和治疗可以显著提高患儿的生活质量和适应能力。需要注意的是，每个患儿的情况都是不同的，治疗方案需要根据患儿的具体情况制定，而家长和医疗专业人士的配合也是非常重要的。孤独症常见的一些治疗方法包括以下内容。

（1）行为疗法。通过正向激励、负向惩罚、提示等方式来调节和改善患儿的行为，旨在帮助患儿建立更为积极的行为模式和社交技能，增强行为社交能力。

（2）语言疗法。帮助患儿改善语言表达和理解能力，提高语言社交技能。

（3）社交技能训练。帮助患儿学习和掌握适当的社交行为规范和技巧，如眼神接触、面部表情、身体姿态和沟通技巧等，以提高他们的社交适应能力。

（4）药物治疗。主要针对患儿的特定症状，如焦虑、抑郁、注意力不集中等问题。常用的药物包括抗抑郁药、抗焦虑药等。

（5）家庭支持。家庭成员可以为孩子提供安全稳定的环境，并帮助他们更好地适应社交环境和日常生活。

参考文献

[1] 南洁, 崔军武, 董效军, 等. 自闭症研究动向综述. 系统医学, 2018, 3(11): 187-189.

[2] 王建斌, 韩骅, 郑敏化. 自闭症谱系障碍的遗传因素解析及干细胞模型研究

进展. 神经解剖学杂志, 2022, 38(04): 458-462.

[3] Modabbernia A, Velthorst E, Reichenberg A. Environmental risk factors for autism: an evidence-based review of systematic reviews and meta-analyses. Mol Autism, 2017, 8: 13.

[4] 苏林雁. 自闭症高龄生育的风险. 江苏卫生保健, 2019, 3: 34.

[5] 段云峰, 吴晓丽, 金锋. 自闭症的病因和治疗方法研究进展. 中国科学: 生命科学, 2015, 45(9): 820-844.

[6] Liu X, Zou M, Sun C, et al. Prenatal folic acid supplements and offspring’s autism spectrum disorder: a meta-analysis and meta-regression. J Autism Dev Disord, 2022, 52(2): 522-539.

[7] Veselinović A, Petrović S, Žikić V, et al. Neuroinflammation in autism and supplementation based on omega-3 polyunsaturated fatty acids: a narrative review. Medicina (Kaunas), 2021, 57(9): 893.

（徐丹、鲁梦溪、齐翠萍、周昕丽）

21 儿童癫痫知多少：孕期不良习惯惹祸根

癫痫由多种病因引起，以脑神经元过度放电导致反复性、发作性和短暂性的中枢神经系统功能失常为特征。癫痫是儿童神经系统异常中较为常见的一种综合征，现有的流行病学调查显示，癫痫的全球发病率为0.7%，其中2/3的患者为儿童[1]。因此，儿童癫痫是人群中癫痫控制的重点。

儿童癫痫有哪些表现？

癫痫在大多数影视作品中的形象是倒地、全身抽搐以及口吐白沫等，而这只是癫痫发作的表现之一，现实中癫痫的症状往往更加隐蔽，难以察觉。儿童若频繁出现下列一种或多种表现，家长需要格外注意，必要时及时就医。

（1）孩子经常发呆，长时间凝视某个位置。

（2）孩子经常掉东西或者摔倒，这是发生肌肉抽搐的表现。

（3）孩子经常抠衣服或者摸空气，同时伴随无目的、无意识地徘徊踱步（与正常行走有明显差别）。

（4）孩子的某些身体部位经常出现麻痹感、刺痛感，这可能是大脑异常放电的表现。

（5）孩子口臭不消，同时经常腹痛也是危险信号之一，通常是癫痫发作的前兆。

儿童癫痫的常见表现

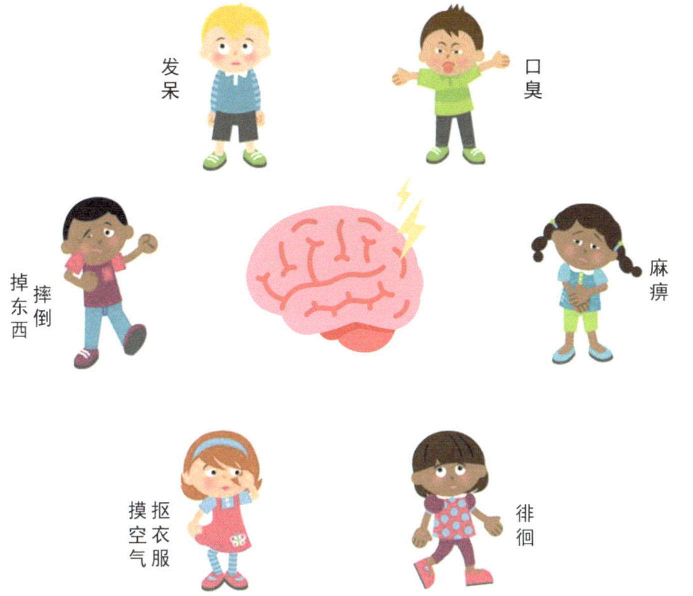

生活中家长每多一分细心、多一分耐心去注意观察孩子的行为举止和身体状况，就多出一分对癫痫的警觉和对患儿的保护。

儿童癫痫的发病原因有哪些？

儿童癫痫的发病原因复杂，其中胎儿期皮质发育不良占据较大比重，而孕妇的异常身体状态或孕期处于不良环境是至关重要的原因。孕妇营养代谢的异常可能会导致儿童癫痫的出现，比较常见的如低血钙、维生素B6缺乏等，可导致大脑发育不完善而出现癫痫。当代社会大多数女性孕期的营养补给充足，因而因为营养代谢问题而导致儿童癫痫的可能性较低，只有达到病理性营养不足，才会影响到胎儿神经系统发育从而引发癫痫。

孕妇在孕期受到外伤，或病毒、细菌、寄生虫及其他微生物的感染，或者孕妇本身患有神经、精神类疾病，有可能会引起胎儿的皮质发育受损、脑神经元电活动异常，导致婴儿出生后的脑功能障碍，增加儿童癫痫的发生率。而孕妇在生产过程中的产伤，比较常见的如新生儿颅内出血、颅内缺氧等状况，则是出生后大脑发育异常的高危因素，也是儿童癫痫的重要诱因[2]。

孕期不良的生活方式也是胎儿大脑发育不良的诱因之一，如孕期的饮酒、吸烟甚至吸毒等[3]。不得不提的是，当前社会年轻人的压力大，熬夜、加班、过量摄入咖啡因等生活方式也给胎儿正常的大脑发育带来潜在的威胁。

孕期不良生活方式

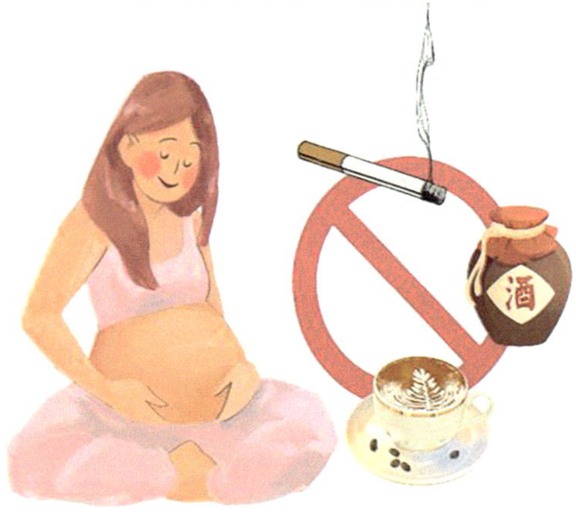

准妈妈应该如何预防以及降低孩子癫痫的风险呢?

准妈妈需要摄入足量维生素，适量脂肪以及优质蛋白质，保证胎儿发育所需营养，调整膳食比例，维持孕期正常体重，注意补充膳食纤维。孕期1～3月注意补充维生素B6，孕期4～6月注意适当增加钙的摄入。注意保持良好的生活习惯，作息规律，尤其不要熬夜，保持适量活动，远离烟酒，少喝咖啡浓茶，为宝宝生长创造良好环境。对于需要孕期用药的特殊准妈妈而言，一定要根据医嘱服用药物，在控制自身病情的同时尽量降低药物对胎儿发育的影响。

对于已经患有癫痫的儿童而言，家长又应该注意什么呢?

对于儿童癫痫，家长要做到早发现、早治疗，并且坚持治疗。在遵循医嘱耐心看护的情况下，大多数癫痫患儿的预后较好。如果能将癫痫长期控制在不发作的状态，则患儿和正常儿童没有什么差异，是可以像正常儿童一样生活成长的。日常生活中，家长要多帮助患儿建立良好的生活习惯，劳逸结合，保持睡眠充足，谨遵医嘱，避开诱发癫痫的因素。饮食方面，在医生充分评估病情并允许的前提下，可以考虑适量采用“生酮饮食”。生酮饮食是指碳水化合物含量非常低、蛋白质含量适中、脂肪含量高的饮食，旨在诱导酮体的产生。酮体是神经元和其他不能直接代谢脂肪酸的细胞的替代能源，尿酮水平经常被用作饮食依从性的指标。“经典”生酮饮食通常是指医学监督下的极低碳水化合物的饮食，膳食中脂肪+蛋白质和碳水化合物的比例为4∶1或3∶1[4]。

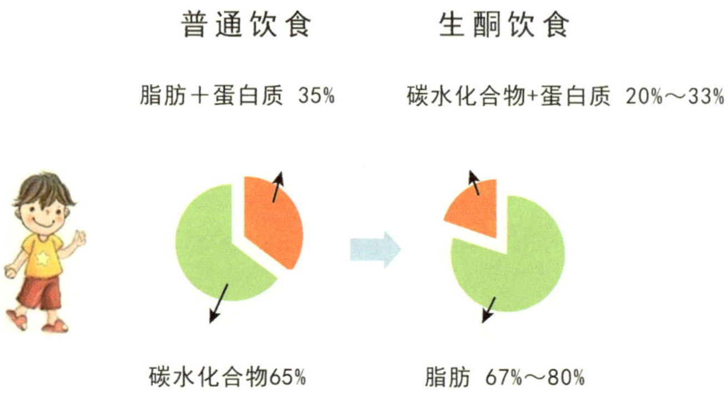

目前认为，生酮饮食控制癫痫的可能原因包括以下内容。

（1）禁食条件下，身体燃烧脂肪作为主要能量来源，当脂肪分解，酮体形成，大脑将利用酮体而非葡萄糖作为能量来源，这被认为是生酮饮食控制癫痫频繁发作的主要机制。

（2）酮体的另一潜在抗癫痫作用机制是增加抑制性神经递质神经肽Y的释放，神经肽Y作为一种内源性抗惊厥物质可以被肠内容物，尤其是脂肪刺激而释放。

（3）酮体还可通过增加大脑中另外一种抑制性神经递质γ-氨基丁酸的含量及减少谷氨酸的含量来达到抗癫痫的作用。

总之，生酮饮食能在不影响人体的正常发育的同时，起到改善身体健康的作用，其有效性和安全性已得到证实[5]。但是生酮饮食不宜自行开展，需要在多学科（儿科、神经科等）团队的指导下进行。通过一整套的评估检查及指标，来判断患儿是否适合生酮饮食。由于生酮饮食是以脂肪取代葡萄糖作为能量来源的疗法，所以同时患有脂肪酸转运和氧化障碍，或者重度营养不良的癫痫患儿不建议采用。

儿童癫痫并不可怕，积极预防，及时控制，就能将癫痫的危害降到最低，对于整个人群癫痫的控制、提高远期生活质量意义重大。

参考文献

[1] 朱登纳, 牛国辉. 儿童癫痫的长程管理. 临床儿科杂志, 2023, 41(3): 235-240.

[2] 孙祥, 周晓丽, 高峥, 等. 儿童癫痫发病危险因素的Meta分析. 癫痫杂志, 2022, 8(4): 305-311.

[3] Sun Y, Strandberg-Larsen K, Vestergaard M, et al. Binge drinking during pregnancy and risk of seizures in childhood: a study based on the Danish National Birth Cohort. Am J Epidemiol, 2009, 169(3): 313-322.

[4] Zhu H, Bi D, Zhang Y, et al. Ketogenic diet for human diseases: the underlying mechanisms and potential for clinical implementations. Signal Transduct Target Ther, 2022, 7(1): 11.

[5] Borowicz-Reutt K, Krawczyk M, Czernia J. Ketogenic diet in the treatment of epilepsy. Nutrients, 2024, 16(9): 1258.

（彭碧文、骆名翠、程雪磊）

22 儿童时期多种代谢性疾病易感可能是“宫内节俭表型发育”的影响！

代谢性疾病是由身体代谢紊乱引起的疾病，比如肥胖、糖尿病、高脂血症、高血压等，由这些疾病进一步引发的心脑血管疾病已经成为严重危害人们健康的罪魁祸首之一。近年来，代谢性疾病的发病率呈逐年升高趋势，且发病年龄也越来越趋于年轻化。《中国心血管健康与疾病报告2021》数据显示，18～34岁青年人群中高血压患病率超过10%，且呈上升趋势。中国约有4%的儿童血压水平处于持续升高状态，高血压已成为中国儿童常见心血管代谢异常疾病。据《中国2型糖尿病防治指南（2020年版）》，过去40年，我国糖尿病患病率持续上升，18岁及以上人群糖尿病患病率达到11.2%。而青少年患病率增长更为迅速，近年来我国10岁至19岁的青少年2型糖尿病发病率每年增高26.6%。人们一直认为遗传因素、不合理的饮食、缺乏运动、学习和工作压力等是导致代谢性疾病趋于年轻化的主要原因。其实，代谢性疾病的发生与出生体重也密切相关，低出生体重的儿童更容易发生肥胖、高血压、糖尿病等代谢性疾病。这说明，代谢性疾病的发生可能早在出生前就已“命中注定”，宫内不良环境引起的“节俭表型发育”可能决定了儿童时期多种代谢性疾病的易感。

什么是宫内节俭表型发育?

宫内节俭表型发育实际上是一种胎儿在妈妈子宫内的适应性

策略，是胎儿在资源匮乏或环境变化的压力下存活时采用的一种优化策略。胎儿会按照能量节省的原则改变多器官的发育方式，旨在最大程度地提高生存机会[1]。

许多研究发现，在胎儿发育过程中，由于孕妈妈受到各种因素的影响，如饮食质量、生活方式和一些不利因素等，可能导致胎儿从母体获得的营养不足。胎儿将通过改变代谢、内分泌和器官发育等方面的功能，调整自己生长和发育的速度和方式，以最小的能量和资源支持其基本功能和生存所需。也就是说，当胎儿处于不利环境时，为了适应并保证自身存活，会对某些器官和组织进行结构和功能上的调整[2]。这些调整会使得胎儿能够高效编程营养物质和能量产生的器官（如肝脏等），生长发育和行使功能的能力升高；同时低效编程营养物质和能量消耗的器官（如肾脏和骨骼等），生长发育和代谢能力下降。

宫内节俭表型发育会给孩子造成什么影响?

宫内节俭表型发育的特点就是能量代谢方面的“节俭”，即个体具有较低的基础代谢率、较高的葡萄糖耐量和较高的脂质合成能力等特征。节俭表型发育在原始社会可能具有进化优势，因为当食物稀缺时，节俭表型发育的个体可以更好地保存能量并抵抗饥饿。但在现代社会中，由于食物过剩和运动减少等原因，摄入的能量很有可能是“过剩”的，节俭表型发育反而成为了一种负担。节俭表型发育使得人们更容易摄入过多能量并储存为脂肪，在长期积累下就会导致肥胖及其相关并发症，也会导致后代在生活中面临一系列健康问题，例如代谢紊乱、免疫系统异常和心血管疾病等[3, 4]。

生命早期，节俭表型发育通过改变胎儿高效编程的器官（例如肝脏）的能量代谢通路来适应环境的变化，从而能够更有效地储存食物和利用有限的营养物质。然而在成年后，这些适应性改变可能会对肝脏产生负面影响，增加脂肪肝等代谢性疾病的风险。特别是当个体暴露于高糖、高脂饮食和缺乏运动等环境中时，这些疾病发生的风险会更高。对于低效编程的器官（例如海马、骨骼、肾脏、性腺），生命早期宫内节俭表型发育则会导致胎儿期器官发育不良，成年后更容易出现糖尿病、高血压、脂肪肝、骨质疏松、骨关节炎、慢性肾病、神经精神性疾病、性功能障碍等问题[5]。

宫内节俭表型发育的影响

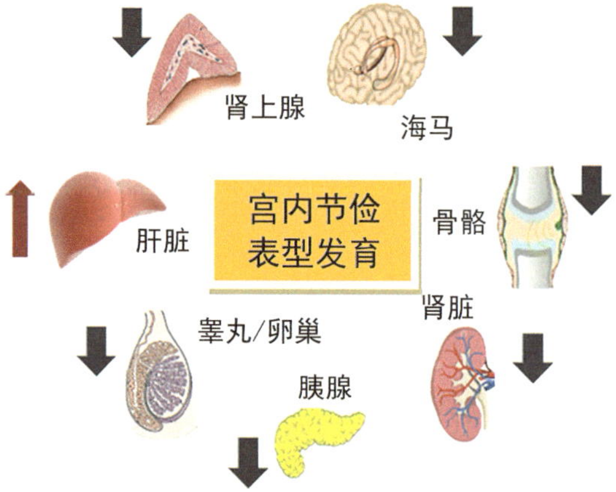

什么因素会造成孩子宫内节俭表型发育?

大量研究证实了孕妈妈的身体情况会影响孩子出生后长期的健康状况。孕妈妈受到营养不良、缺氧、感染等不利因素影响可能就会造成孩子节俭表型发育，会导致孩子出生后易患高血压、糖尿病、冠心病、肥胖等代谢性疾病。孕妈妈在孕期使用某些药物也可能会干扰胎儿的发育过程，造成孩子节俭表型发育，并对其长期健康产生负面影响。因此在孕期使用药物一定要咨询医生。此外，宫内节俭表型发育常常会引起或者伴有胎儿的宫内发育迟缓，胎儿常常表现为低出生体重，因此医生和孕妈妈应当关注低出生体重宝宝是否有节俭表型发育的风险。

可能造成宫内节俭表型发育的因素

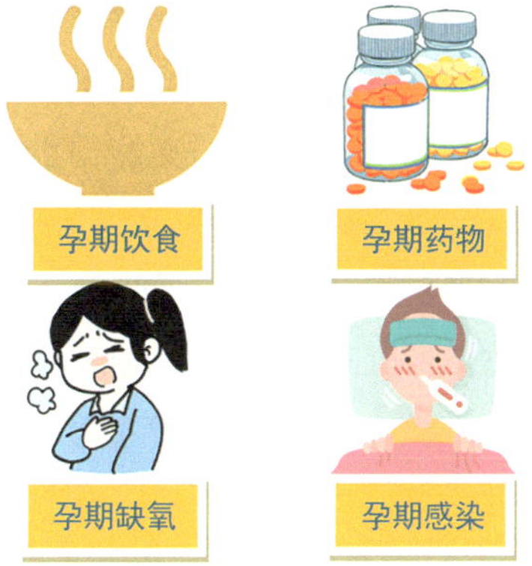

孕期大量使用补品可以预防孩子出现宫内节俭表型发育吗？

有的孕妈妈可能会认为：既然孕妈妈给孩子的营养不足会导致孩子出现宫内节俭表型发育，那是不是说孕期要大量使用补品，给孩子充足的营养，从而可以避免宫内节俭表型发育呢？答案是，不是这样的。

首先，现在没有研究表明补品和宫内节俭表型发育有任何直接的关系[6]。更何况，尽管一些补品在孕期被广泛使用，但并不是所有补品对孕妈妈来说都是安全的。有些补品可能会影响胎儿的正常发育，甚至会引起流产或早产。

其次，过度摄入某些营养素也可能会对胎儿产生负面影响，孕妈妈应当尽量避免过度使用补品。例如，过量的维生素A可能导致胎儿畸形，因此孕妇应该避免过度摄入含有维生素A的补品或食物。如需要在孕期使用补品，建议孕妈妈咨询医生并仔细阅读补品的标签，确保补品中没有任何会对胎儿造成伤害的成分。如果没有特殊需要，孕妈妈也不用特意使用补品。

最后，我们建议孕妈妈尽量通过饮食来获得足够的营养。均衡的饮食不仅可以为孕妇提供丰富的营养素，而且相对安全可靠，既能让孕妈妈得到足够的营养，又能帮助孕妈妈控制体重，减少患妊娠期糖尿病等疾病的风险[7]。

对于部分营养不良的孕妈妈可以增加摄入高营养、低热量的食物，减少摄入高糖、高脂肪的食物，同时避免暴饮暴食。此外，进行适度的体育运动有助于提高胎儿的代谢率，促进其生长和发育。

孕妈妈科学使用补品

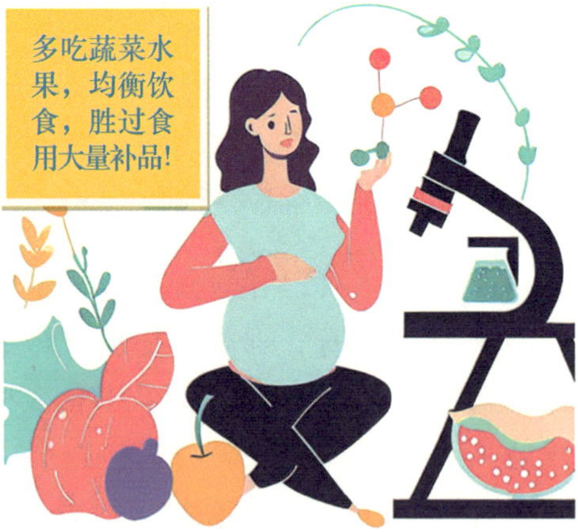

怀疑孩子出现宫内节俭表型发育了该如何积极应对?

看到这里，如果妈妈想起自己的孩子出生时体重比较低，现在又有点胖胖的，怀疑自己的孩子存在宫内节俭表型发育了该怎么办呢？请不用太惊慌。首先，低出生体重的孩子不一定会出现宫内节俭表型发育；其次，宫内节俭表型发育的孩子并不一定会患特定的疾病。对于不发达国家的孩子，宫内节俭表型发育可能还是他们生存下来的有力法宝。因此，对于孩子的健康状况，后天环境的影响也十分重要。控制能量的摄入、积极运动，都能避免宫内节俭表型发育对孩子出生后的不利影响。具体来说，我们有如下建议。

（1）提供充足的营养。为孩子提供充足、均衡的营养，包括碳水化合物、蛋白质、脂肪、维生素和矿物质等，以支持其正常生长发育。

（2）鼓励适当的运动。鼓励孩子进行适当的体育锻炼和活动，有助于促进新陈代谢、增强肌肉力量和心肺功能。

（3）建立健康的生活习惯。培养孩子良好的生活习惯，如规律作息、充足睡眠、避免过度进食垃圾食品等，有助于维持身体健康。

（4）密切监测孩子的健康状况。定期进行身体检查，了解孩子的健康状况，及时采取措施纠正任何异常情况。

（5）制定管理计划。与医生或营养师一起制定个性化的管理计划，以确保孩子能够获得最佳的营养和健康照顾。

总体而言，宫内节俭表型发育是胎儿生长和发育过程中的一种适应性策略，它可以帮助胎儿在资源匮乏或环境变化的压力下存活。但是，如果未能正确处理孕期用药、饮食和生活方式等方面因素，可能会对胎儿的健康产生负面影响。因此，了解这一概念对于孕妇来说至关重要，有助于她们制定正确的预防措施，促进孩子的健康成长。

参考文献

[1] Hales C N, Barker D J. The thrifty phenotype hypothesis. Br Med Bull, 2001, 60: 5-20.

[2] Gluckman P D, Hanson M A, Cooper C, et al. Effect of in utero and early-life conditions on adult health and disease. N Engl J Med, 2008, 359(1): 61-73.

[3] Vickers M H, Breier B H, Cutfield W S, et al. Fetal origins of hyperphagia, obesity, and hypertension and postnatal amplification by hypercaloric nutrition. Am J Physiol Endocrinol Metab, 2000, 279: 83-87.

[4] Gluckman P D, Hanson M A, Pinal C S. The developmental origins of adult disease. Matern Child Nutr, 2005, 1(3): 130-141.

[5] Wells J C. The thrifty phenotype as an adaptive maternal effect. Biol Rev Camb Philos Soc, 2007, 82(1): 143-172.

[6] Ozanne S E, Hales C N. The long-term consequences of intra-uterine protein malnutrition for glucose metabolism. Proc Nutr Soc, 1999, 58(3): 615-619.

[7] Godfrey K M, Barker D J. Fetal nutrition and adult disease. Am J Clin Nutr, 2000, 71(5 Supp l): 1344-1352.

（敖英、杨天舒、王松狄）

23 喝水都易胖？揭开易胖体质的真相

小芳是一个幸福的女孩，但她却有一个不小的烦恼：一直以来自己总是“喝水都胖”，明明非常注意饮食，也经常锻炼，但是体重一不小心就会飙升。自己的父母都不胖，也不像是遗传啊！这到底是什么原因引起的呢？一次体检时，小芳疑惑地向医生咨询了这个问题。医生了解了她的生活习惯和家庭背景，确实没有与肥胖有关的因素，然后又询问了她的出生体重，发现她出生时因为早产，体重偏低，只有4斤多。于是，医生和小芳耐心地解释起来：你的易胖体质可能与低出生体重有关。

肥胖是一种病，你知道吗？

早在1948年，肥胖就已经被世界卫生组织定义为一种疾病。近年来，世界范围内肥胖人群数量更是急剧增加。根据世界卫生组织统计2019年的统计数据显示，全球每年约有500万人死于肥胖导致的慢性病，是仅次于吸烟的可预防的致死性危险因素[1]。

既然说肥胖是一种病，那么肥胖的诊断标准是什么呢？在临床上，诊断肥胖以体重指数（body mass index，BMI）为标准。BMI定义为体重（kg）除以身高（m）的平方（即kg/m^2）。针对亚洲地区人群的体质及其与肥胖相关疾病的特点，下图给出了BMI的分类标准[2]。

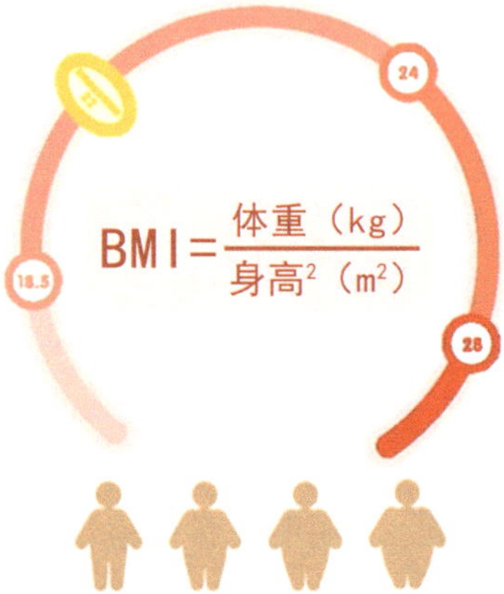

偏瘦 BMI＜18.5

正常 18.5≤BMI＜24

超重 24≤BMI＜28

肥胖 BMI≥28

肥胖还是多种疾病的源头，会诱发一系列并发症或者相关疾病，如糖尿病、高血压、冠心病、睡眠呼吸暂停、肿瘤、生殖系统疾病等[3]。

肥胖的危害

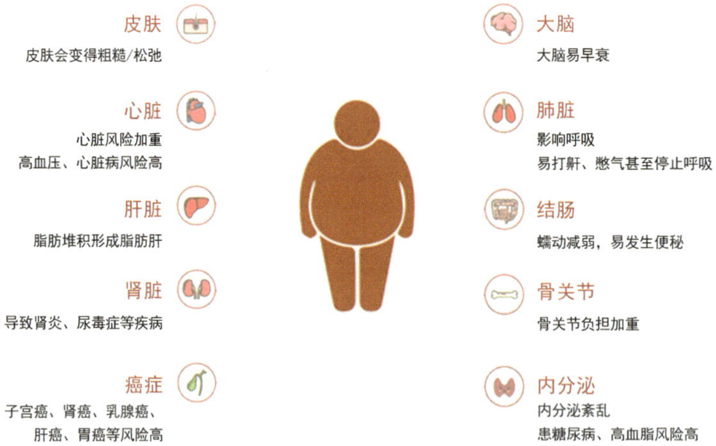

“喝水都会长胖”的问题可能出在这里

肥胖不仅影响健康，还会严重影响我们的颜值。爱美之心人皆有之，于是社会上开始出现了一波又一波的减肥热潮。在这个过程中，部分人开始意识到减肥好像并不只是“管住嘴，迈开腿”这么简单的事。虽然很多人每天都在痛苦地节食和运动，但对体重的控制还是收效甚微，甚至感觉自己“喝凉水都会长胖”。那么，问题到底出在哪里呢？

首先，要注意这只是一种夸张的说辞，事实上喝凉水肯定不会长胖。但相比于正常人来说，“易胖体质”是真实存在的。“易胖体质”的根源是遗传因素，因为肥胖也受基因的控制，科学研究已经发现了许多“肥胖基因”。有的“肥胖基因”突变会让人食欲大增，携带这种突变基因的孩子更喜欢摄取油炸食品和甜食等高热量食物；有的“肥胖基因”，让脂肪难以分解，放慢了脂肪的燃烧速度，进而导致肥胖。

其次，有人认为，容易长胖这件事，还可能要怪人类祖先。“节俭基因假说”指出，祖先为应对饥荒进化出代谢优化的基因型，该基因型赋予机体高效利用营养的能力[4]。但在物质丰裕的现代社会，这种进化优势反而导致能量过度储存。表观遗传学进一步揭示了环境对基因表达的跨代调控机制。孕期作为发育敏感窗口，母体营养失衡（营养不良或过剩）、环境污染物暴露等刺激，可通过DNA甲基化、组蛋白修饰等途径改变子代代谢相关基因的表达模式，形成“代谢记忆”效应。研究证实，胎儿期生长受限或过度发育均会显著提高成年期肥胖风险[5]。这种可逆的基因表达调控机制如同在遗传密码上安装“调控开关”。通过优化孕期营养管理、规避环境风险因子，可有效调节相关代谢基因的表达强度，为子代建立健康的代谢编程基础。

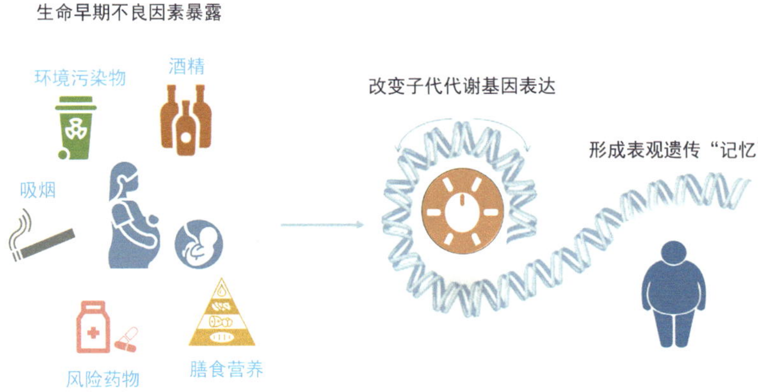

预防肥胖，从产前开始

人生真正的起跑线，不是从出生才开始的，预防肥胖还需尽早。世界卫生组织也已经明确表示胎儿早期的发育因素对肥胖具有潜在的影响，提倡通过受孕前的早期干预来预防和控制包括肥胖症在内的非传染性疾病。相比于生活方式不健康的妈妈，践行健康生活方式的妈妈的孩子在儿童及青春期发生肥胖的风险会降低75%。那么保持健康的生活方式需要注意哪些呢？

首先，要关注是孕妈妈的BMI需要保持在18.5～24.9的健康水平。

其次，需要高质量地合理健康饮食，如常吃含铁丰富的食物、选用碘盐、合理补充叶酸和维生素、保证摄入需要量的碳水化合物；并且在孕中晚期可以适量增加奶、鱼、禽、蛋、瘦肉的摄入。

再次，若无医学禁忌，孕期进行适度运动是安全的。建议孕妈妈每天可以进行30分钟左右中等强度锻炼。

最后，不要吸烟（当然也包括不吸二手烟）和饮酒。

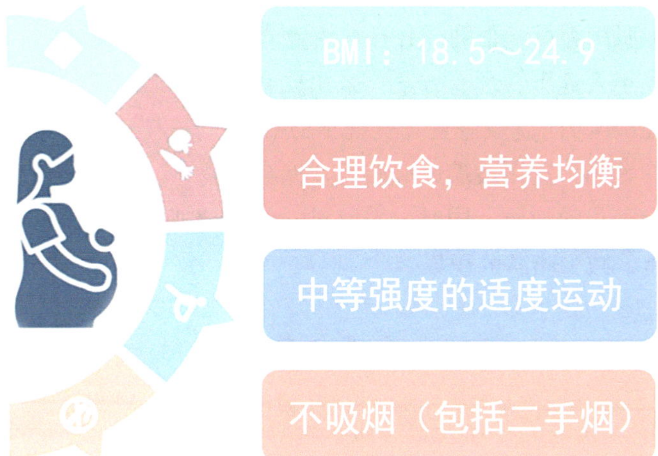

BMI：18.5～24.9
合理饮食，营养均衡
中等强度的适度运动
不吸烟（包括二手烟）

预防肥胖，产后继续

婴儿期母乳喂养有讲究：母乳中含有帮助控制食欲的激素（瘦素和脂联素），能让宝宝学会感知饱饿。哺乳期母亲也需避免高脂饮食，防止乳汁中脂肪比例变化影响婴儿脂肪代谢。

幼儿期科学进食有方法：在宝宝5个半月到6个月时开始添加辅食，8个月开始让宝宝自己抓食物吃，比如蒸软的胡萝卜条、牛油果块等。研究显示自主进食的宝宝1岁时超重风险更低[6]。同时，塑料奶瓶加热释放的双酚A会干扰脂肪代谢基因表达[7]，因此，辅食餐具建议优选不锈钢材质。

青少年体重管理有要点：12～16岁是身体代谢调整的重要阶

段，建议每天按时入睡。这个时段产生的生长激素能帮助脂肪燃烧，而熬夜会打乱机体内的激素平衡。课间加餐推荐“学习40分钟+补充蛋白质”的模式，比如用即食鸡胸肉或低盐坚果代替薯片。运动方面可以尝试靠墙半蹲或改良版俯卧撑，这些动作能有效增强肌肉力量，帮助提升日常热量消耗。

成年人健康管理有方案：采用饮食与运动的方式，尝试每天集中在8小时内完成进食（例如早8点至下午4点）。避免进食大量油炸食品，选用玻璃或硅胶饭盒储存食物，防止塑料饭盒遇热释放有害化学物质。同时，采取科学的力量训练，规律运动、检测体重，减少脂肪的积累。

参考文献

[1] Chew N W S, Ng C H, Tan D J H, et al. The global burden of metabolic disease: Data from 2000 to 2019. Cell Metab, 2023, 35(3): 414-428. e3.

[2] WHO Expert Consultation. Appropriate body-mass index for Asian populations and its implications for policy and intervention strategies. Lancet, 2004, 363(9403): 157-163.

[3] Drewa A, Zorena K. Prevention of overweight and obesity in children and adolescents in European countries. Pediatr Endocrinol Diabetes Metab, 2017, 23(3): 152-158.

[4] Wells J C. Thrift: a guide to thrifty genes, thrifty phenotypes and thrifty norms. Int J Obes, 2009, 33(12): 1331-1338.

[5] Beall M H, Haddad M E, Gayle D, et al. Adult obesity as a consequence of in utero programming. Clin Obstetr Gynecol, 2004, 47(4): 957-981.

[6] Cox A M, Taylor R W, Haszard J J, et al. Baby food pouches and Baby-Led Weaning: associations with energy intake, eating behaviour and infant weight status. Appetite, 2024, 192: 107121.

[7] Shimpi P C, More V R, Paranjpe M, et al. Hepatic lipid accumulation and Nrf2 expression following perinatal and peripubertal exposure to bisphenol a in a mouse model of nonalcoholic liver disease. Environ Health Perspect, 2017, 125(8): 087005.

（寇皓、王昱希、徐丹、陈紫洁）

24 你真的了解非酒精性脂肪肝吗？

小明是一名14岁的初三学生。近日在学校组织的体检中，小明被查出患有脂肪肝，这让小明的父母十分不解，于是带小明到医院咨询。小明妈妈说：“脂肪肝难道不是只有肥胖的人才会得吗？我家孩子这也不胖呀，怎么会有脂肪肝呢？”“我也没觉得哪里不舒服呢。”小明附和道。小明爸爸也问：“而且孩子还这么小，会不会是误诊呢？”医生仔细阅读报告单后，说：“肝脏B超提示脂肪肝，血脂是高的，腰臀比也超过正常值，您家孩子这个情况呀，还真不是误诊！”

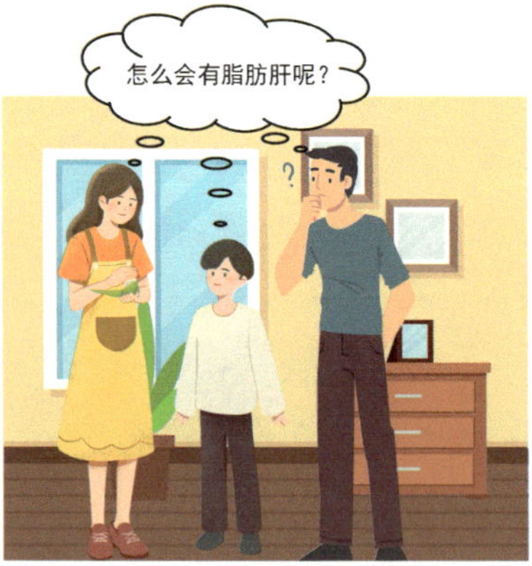

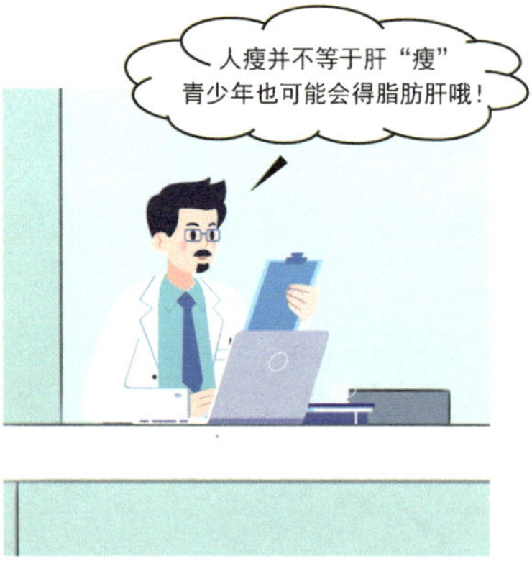

事实上，脂肪肝已成为当前患病率最高的慢性肝脏疾病，并且像小明这样青少年时期患脂肪肝的现象也并不少见。脂肪肝是指由于各种原因引起的肝细胞内脂肪堆积过多，其中非酒精性脂肪性肝病（non-alcoholic fatty liver disease，NAFLD）是最常见的

类型。流行病学研究显示，全球NAFLD患病率约为25%，而在中国，NAFLD患病率更是高达29.2%[1]。近年来，NAFLD的诊断呈现年轻化趋势，患病率在儿童和青少年群体中迅速增加。而且，并不是只有肥胖者才会得脂肪肝，据统计，瘦人中超声诊断脂肪肝的比例在3%～30%[2]。然而很多患者体检时查出脂肪肝，却因早期症状轻微、吃喝无碍、面色红润等种种假象而不以为意，忽视它可能带来的严重后果。实际上，NAFLD是累及全身多系统的疾病，除可能进展为肝炎、肝硬化，甚至肝癌之外，NAFLD还与心血管疾病、慢性肾病、2型糖尿病等肝外并发症的发生密切相关。

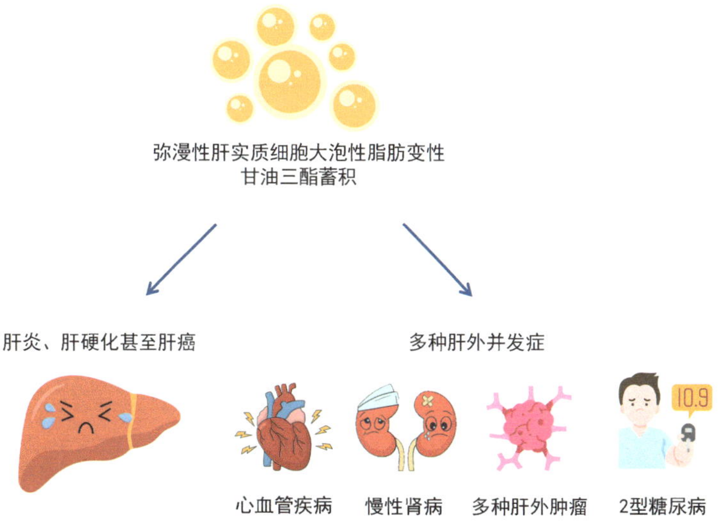

既然NAFLD如此高发，究竟哪些因素可以引起NAFLD的发生呢？

传统观点认为，NAFLD的发生主要与不良生活方式（如高糖高脂饮食、久坐不动、缺乏运动等）和自身疾病状态（如腹型肥胖、胰岛素抵抗、糖尿病等）密切相关[3]。然而，除上述已知的危险因素，NAFLD还有一个不被大众所熟知的诱发因素——孕期不良环境暴露[4]。近二十年来，随着大量研究的开展，“健康与疾病的发育起源（DOHaD）”学说逐渐走入大众视野，该学说认为孕期不良环境因素可以影响胎儿多器官发育及功能，从而增加子代出生后代谢性疾病的发生风险。研究表明，孕期多种环境因素暴露都可以增加子代出生后患NAFLD的易感性，这些孕期不良环境因素主要包括以下内容。

（1）孕期母体疾病状况，如妊娠期高血压、糖尿病、肥胖等。

（2）孕期母体的不良生活方式，如孕期高糖饮食或营养不良等。

（3）孕期外源物暴露，如环境毒物类（重金属、空气污染物等）、药物类（地塞米松、可卡因等）、食品及饮料类（酒、咖啡等）。

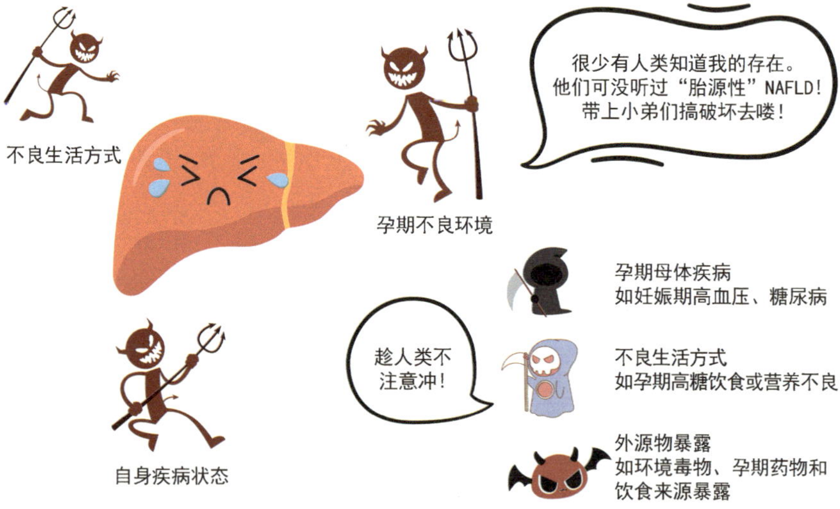

在了解了NAFLD的发病诱因后，我们在日常生活中应该怎样做才能有效降低其发病风险呢[5]？

首先，我们应当采取健康的生活方式，如制定合理的能量摄入方案以及调整饮食结构、进行中等强度的有氧运动、纠正不良生活方式和行为等。

其次，对于有合并代谢性疾病（如肥胖、糖尿病、高脂血症）的人群，需对合并疾病进行积极干预，如通过改变生活方式控制体重、减小腰围，规范使用降糖、降脂药物进行治疗。

此外，多项研究表明，益生菌与益生元的补给可以减轻肝脏脂肪沉积。因此建议合并代谢性疾病的患者应适当补充益生菌和益生元，改善肠道菌群和机体代谢。对于孕妈妈而言，孕期避免不良环境因素的暴露可以有效降低宝宝出生后患NAFLD的风险。

孕妈妈在饮食上建议少食多餐，合理分配营养，少喝浓茶咖啡，不抽烟饮酒。适量的身体活动可以维持孕期体重适宜增长，孕妈妈每天应进行不少于30分钟的中等强度身体活动，例如一般的家务劳动、散步、孕妇体操等。

建议孕妈妈在孕期坚持监测记录体重变化，保持合理的体重增长。此外，良好的生活环境对孕妈妈也十分重要，应尽量避免孕妈妈暴露在重金属、噪声以及空气污染物等环境中。如果孕妈妈生病需要用药，应及时就医，在医生的指导下合理正确用药，不随意用药。

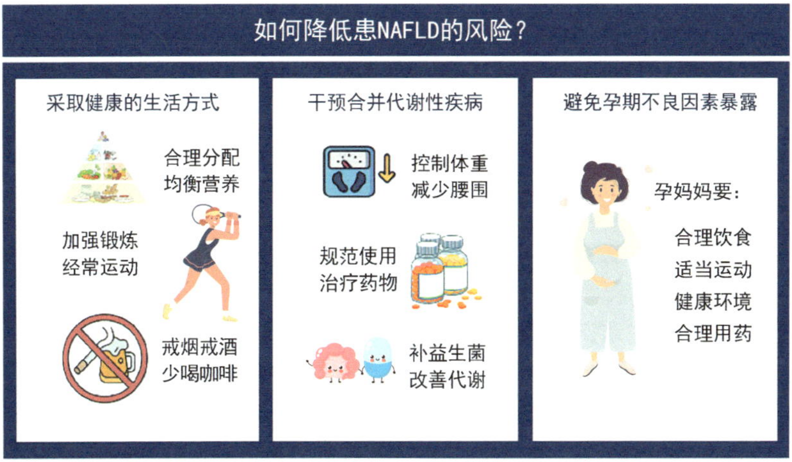

参考文献

[1] Zhou F, Zhou J, Wang W, et al. Unexpected rapid increase in the burden of NAFLD in China from 2008 to 2018: a systematic review and meta-analysis. Hepatology, 2019, 70(4): 1119-1133.

[2] 叶俊钊, 钟碧慧. 瘦人脂肪肝诊治进展. 中国实用内科杂志, 2019, 39(3): 218-221.

[3] 郭亮, 汤其群. 非酒精性脂肪肝发病机制和治疗的研究进展.生命科学, 2018, 30(11): 1165-1172.

[4] Wesolowski S R, Kasmi K C, Jonscher K R, et al. Developmental origins of NAFLD: a womb with a clue. Nat Rev Gastroenterol Hepatol, 2017, 14(2): 81-96.

[5] 中华医学会肝病学分会. 代谢相关(非酒精性)脂肪性肝病防治指南(2024年版). 中华肝脏病杂志，2024, 32(5): 418-434.

（陈泽、彭雨、张子依、毛彤芸）

25　孩子血胆固醇水平过高？起因和防治早知道！

我们如何判断血胆固醇过高？

目前儿童及青少年体质健康问题日益明显。其中，血胆固醇水平升高是青少年体检项目中常被发现的异常情况。当人体胆固醇代谢稳态失调时，则会引起血中总胆固醇（total cholesterol，TCH）或低密度脂蛋白-胆固醇（low density lipoprotein cholesterol，LDL-C）水平升高，或高密度脂蛋白-胆固醇（high density lipoprotein cholesterol，HDL-C）水平降低。若人体血中TCH≥5.20 mmol/L、LDL-C≥3.38 mmol/L或HDL-C≤1.04 mmol/L时，则可被临床诊断为高胆固醇血症[1]。

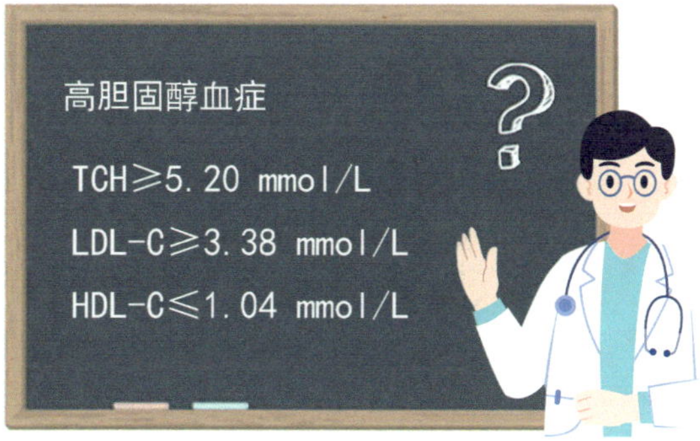

血胆固醇水平过高有哪些危害？

血胆固醇异常一般不会出现明显的自觉症状，多是体检时发现，也可能是由于检查其他疾病时偶尔发现，因此不易引起重视。血胆固醇水平持续过高通常会导致身体上出现一些改变，如果多种器官、组织内胆固醇出现沉积，则可能引起心肌梗死、中风、高血压、骨关节炎以及糖尿病等并发症。

具体表现为：当胆固醇水平升高的时候，胆固醇会随着血液流动到组织器官沉积。如果沉积在血管内壁，会引起血管内粥样硬化斑块形成，进而引起血管狭窄以及相应的血管栓塞疾病。心脏冠状动脉狭窄会引起冠心病并诱发心梗、恶性心律失常、心源性休克等；脑动脉狭窄会诱发脑梗死甚至脑梗死之后的出血等脑血管意外事件；下肢动脉狭窄会引起间歇性跛行、肢体坏死等下肢动脉缺血症状。如果沉积在肝脏、关节软骨、肾脏等器官或组织则会引起脂肪肝、骨关节炎、肾衰竭等一系列并发症[2]。如果在做检查时发现血胆固醇出现了明显升高，需要及时进行治疗，否则可能会导致病情加重，或多种疾病发生风险增加！

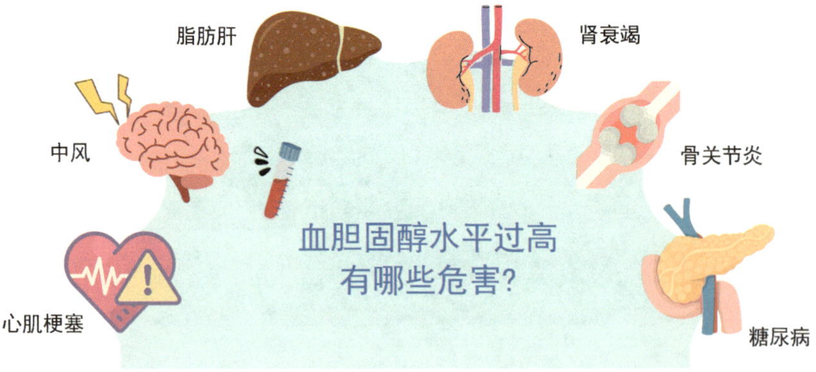

孩子血清的胆固醇过高可能与妈妈孕期状态或经历相关

传统观念认为，成人高胆固醇血症的发生因素有很多，包括自身遗传因素、饮食习惯和疾病状态（如肥胖、高血压等）。然而目前有越来越多的研究证实，高胆固醇血症的发病率不仅与个体出生后的生活方式有很大的关系，还与其出生前妈妈所处状态或经历有关。临床人群及实验室多项研究发现，孕妈妈怀孕期间的不健康生活习惯（如吸烟、饮酒、不均衡饮食等）、疾病状态（如患有糖尿病、高血压、超重或肥胖等）、接触外源物质（如聚苯乙烯、砷、糖皮质激素等）等多种不良因素[3-6]都可能引起孩子出生时体重降低，胆固醇的代谢状态偏离正常。这种孕期接触不良环境对孩子胆固醇代谢功能的影响可一直延续至出生后，导致孩子在成长过程中容易发生胆固醇代谢稳态失调，并可能最终进展成高胆固醇血症，引起心脑血管疾病及代谢性疾病的发生率增加。

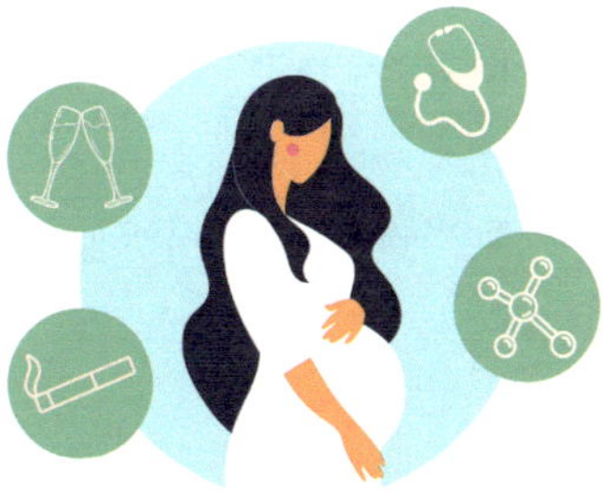

多种不良因素暴露，包括：
- 不良生活习惯（如吸烟、饮酒）
- 疾病状态（如高血压、糖尿病）
- 接触外源物质（聚苯乙烯、砷等）

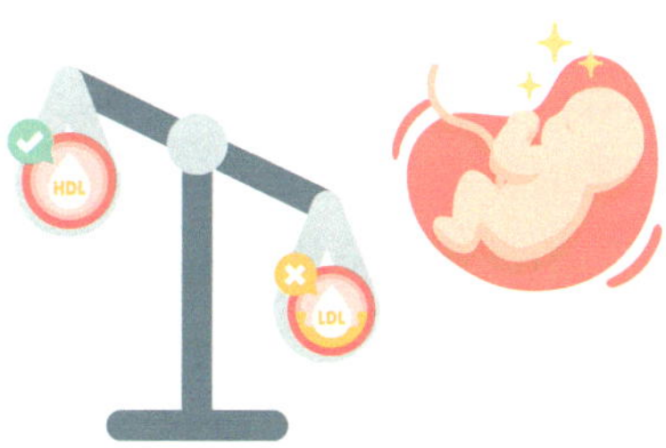

胎儿胆固醇代谢稳态失调

高胆固醇血症易感

心脑血管及代谢性疾病风险增加

避免孩子的血胆固醇过高风险，这些方法看一看！

目前，针对胎儿起源的高胆固醇血症的预防与治疗方案，国内外专家学者提出可以从3个层面着手。

首先，准妈妈在怀孕时积极进行预防，例如准妈妈养成良好生活习惯、科学调理好身体状态、尽量避免去接触有毒物质，从而在源头上避免孩子出现血胆固醇过高。

其次，对于有明确宫内不良因素暴露史的孩子，孕妈妈需特别注意孩子饮食，尽量做到合理且健康，可适当补充益生元或多食用膳食纤维含量丰富的食物，进而调控肠道菌群，从而有利于孩子机体脂质和脂蛋白代谢的调节。

最后，针对临床诊断已出现高胆固醇血症的孩子或成年个体，应及时进行干预和治疗。对于已出现高胆固醇血症的患者，如果不是特别严重，可以通过调整饮食的方法改善，在饮食上要以清淡为主，避免太多高油高热量食品，多吃蔬菜、水果，同时还要根据身体的情况适当进行运动，如慢跑、瑜伽、游泳等，尽量控制体重、预防病情加重[7]。如果胆固醇升高的情况较为严重，可以在医生指导下科学给予调血脂药物进行治疗，如他汀类药物等，能够有效降低机体胆固醇水平。

因此，我们可以根据不同年龄阶段，适当选择高胆固醇血症的防治办法，调整身体的胆固醇水平。

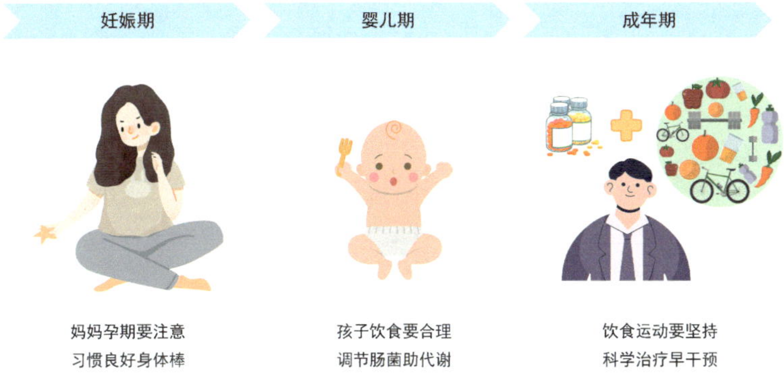
妊娠期
婴儿期
成年期
妈妈孕期要注意
习惯良好身体棒
孩子饮食要合理
调节肠菌助代谢
饮食运动要坚持
科学治疗早干预

参考文献

[1] 黄立坤. 学看化验单(十三)——血脂化验看什么.健康向导, 2013, 19(5): 4-5.

[2] 刘雪梅, 潘运刚. 高胆固醇血症的危害与自我防治.赤峰学院学报: 自然科学版, 2005, 21(2): 61-62.

[3] Efstathiou S P, Skeva I I, Zorbala E, et al. Metabolic syndrome in adolescence: can it be predicted from natal and parental profile? The Prediction of Metabolic Syndrome in Adolescence (PREMA) study. Circulation, 2012, 125(7): 902-910.

[4] Ohara Y, Peterson T E, Harrison D G. Hypercholesterolemia increases endothelial superoxide anion production. J Clin Invest, 1993, 91(6): 2546-2551.

[5] Gårdebjer E M, Cuffe J S, Ward L C, et al. Effects of periconceptional maternal alcohol intake and a postnatal high-fat diet on obesity and liver disease in male and female rat offspring. Am J Physiol Endocrinol Metab, 2018, 315(4): E694-E704.

[6] Luo T, Zhang Y, Wang C, et al. Maternal exposure to different sizes of polystyrene microplastics during gestation causes metabolic disorders in their offspring. Environ Pollut, 2019, 255(Pt 1): 113122.

[7] 陈标. 科学饮食可有效降血脂. 今日科苑, 2014, (6): 66-67.

（刘可欣、戴永国、孙潇翔、毛彤芸）

26 胎源性骨质疏松症知多少：起因和防治早知道

什么是胎源性骨质疏松症？

骨质疏松症是一种常见的老年退行性疾病，可引发骨折和全身疼痛。传统的观点认为，骨质疏松症发生与年龄、雌激素缺失等因素有关。然而，你可能不知道的是，在胎儿发育时期，孕期不良环境可在我们身上留下骨发育不良的“烙印”，这种“烙印”是我们成年之后骨质疏松症的重要“病根”。随着“健康与疾病的发育起源（DOHaD）”学说的提出和发展，骨质疏松症具有胎儿起源的观点也逐步得到认可。流行病学调查结果显示，低出生体重患儿在老年期出现骨质疏松症的概率显著升高[1]。基础研究也证实，孕期尼古丁、乙醇等不良环境暴露可导致子代出现低出生体重，并引起骨发育不良、成年期峰值骨量低下和骨质疏松症易感。这些研究均提示，骨质疏松症可起源于胎儿发育时期，也被称为胎源性骨质疏松症。

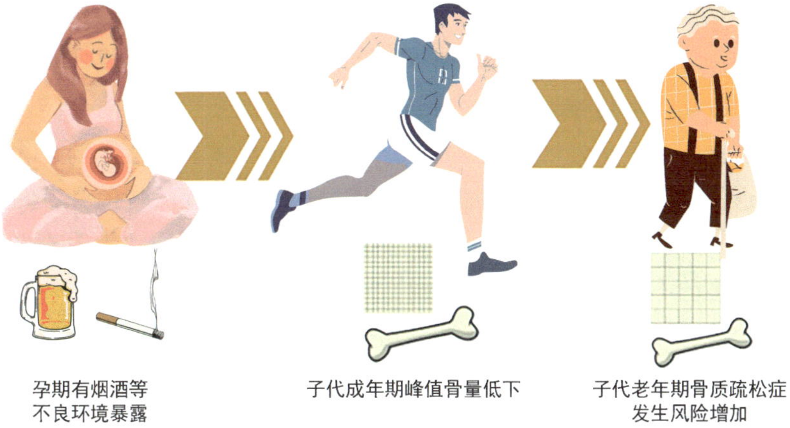

引起胎源性骨质疏松症的危险因素有哪些?

骨量指骨组织和骨基质含量，由骨吸收、骨形成偶联的过程维持，此过程称为“骨重建”。成年前骨骼不断发育、塑形和重建，使得骨量累积，30岁左右骨量达到峰值。此后，随着年龄的增加，骨形成与骨吸收呈负平衡，造成骨量丢失。

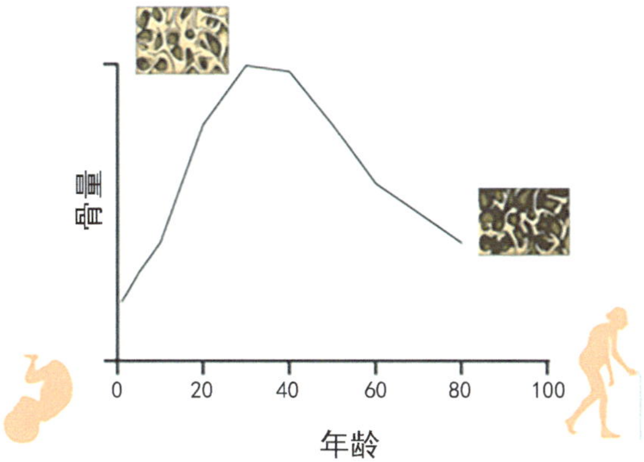

峰值骨量是骨质疏松症发生的决定性因素[2]。峰值骨量每增加10%，未来罹患骨质疏松性骨折的风险将减少50%，或骨质疏松症发病年龄将推迟13年。保证峰值骨量的蓄积可为预防老年骨质疏松症打下良好的基础。峰值骨量的形成受多种因素影响，除了遗传因素和后天因素，胎儿时期不良因素对成年后峰值骨量的影响日益受到人们关注和重视。目前已证实影响胎源性骨质疏松症发生的不良因素[3, 4]主要包括以下内容。

（1）环境污染物暴露。孕期有机挥发物（甲醛）、重金属（铬）、空气污染物和烟（尼古丁）等暴露。

（2）药物应用。孕期应用或接触地塞米松、倍他米松、咖啡因、可卡因、大麻、甲基苯丙胺等。

（3）不良饮食习惯和营养状况。饮酒、饮用含咖啡因的饮品、吸烟、低蛋白饮食、低纤饮食、高脂饮食及营养不良等。

（4）宫内感染。细菌、病毒、寄生虫等。

（5）孕妈妈身心健康状态欠佳。孕期出现焦虑、抑郁等精神疾病或合并妊娠糖尿病、子痫等。

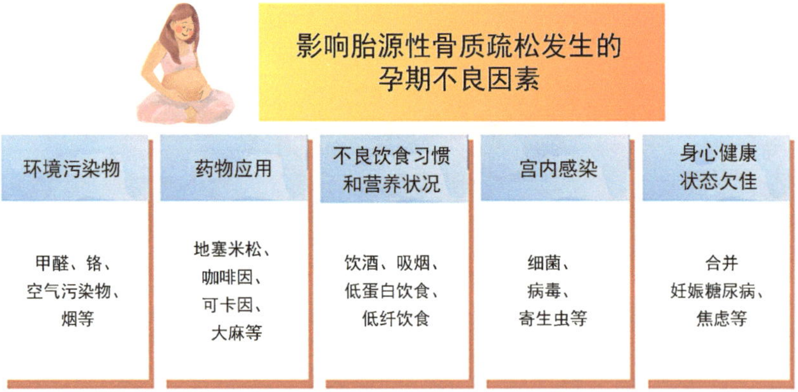

如何早期预防胎源性骨质疏松症的发生？

到这里，也许你已经明白了孕期环境对宫内宝宝出生后的健康有着非常重要的影响，避免孕期不良环境能从根源上预防成年后骨质疏松症的发生。那么，孕妈妈需要注意什么才能早期预防胎源性骨质疏松症的发生呢？以下事项需要注意。

（1）合理作息并保持良好情绪。保证充足的睡眠，避免孕期抑郁、焦虑等。

（2）适当户外运动及日光照射。有助于提高胎儿的骨骼强度和骨矿物质含量。

（3）孕期营养均衡。均衡饮食，避免高脂、低纤维素、低蛋白质饮食，适当摄入钙和维生素D。

（4）避免接触不良外源物。包括抗生素和激素类药物、烟、酒、槟榔以及含有咖啡因成分的饮料等。

（5）预防宫内感染。妊娠期间避免性生活，及时治疗妊娠合并阴道炎、宫颈炎等感染性疾病。

（6）定期产检。积极治疗各种妊娠期疾病，如妊娠期糖尿病、妊娠期高血压、子痫等。

此外，在新生儿、儿童生长发育时期，仍可以在日常生活中增加日光照射，适量进行有氧活动刺激骨骼的重塑、重建，增加钙和维生素D的摄入，为骨骼的生长发育提供充足的营养也能在一定程度上预防胎源性骨质疏松症的发生[5]。

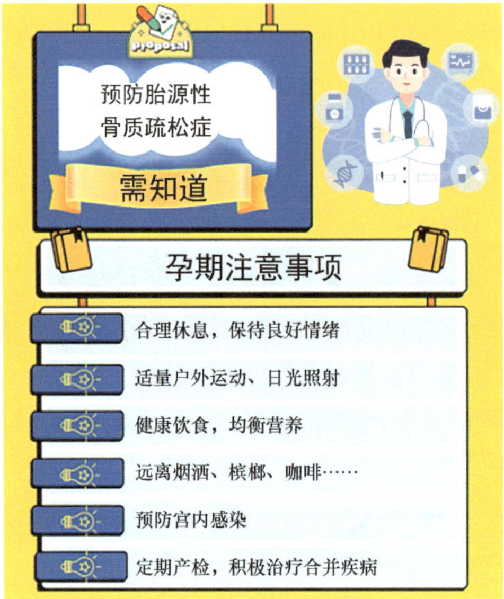

参考文献

[1] Dennison E M, Syddall H E, Fall C H, et al. Plasma leptin concentration and change in bone density among elderly men and women: the Hertfordshire Cohort Study. Calcif Tissue Int, 2004, 74(5): 401-406.

[2] Lane N E. Epidemiology, etiology, and diagnosis of osteoporosis. Am J Obstet Gynecol, 2006, 194(2 Suppl): S3-11.

[3] Committee opinion number 503: tobacco use and women's health. Obstet Gynecol, 2011, 118(3): 746-750.

[4] Makowiec-Dabrowska T, Radwan-Włodarczyk Z, Koszada-Włodarczyk W, et al. The influence of chemical and physical factors in the work environment on the amount of risk for abnormal pregnancy outcome. Med Pr, 1997, 48(3): 239-259.

[5] 黄海, 张瑶, 胡泽兵. 体育锻炼在促进骨骼发育及骨质疏松防治中的效用分析. 中国骨质疏松杂志, 2017, 23(10): 1391-1395.

（肖浩、马翅、涂明）

27 准妈妈孕期如何运动更有助于胎儿骨骼发育？

由于社会风俗和孕妇在怀孕期间的一系列生理变化，使得准妈妈对于孕期该不该运动存在认识误区。研究提示，怀孕期间适当运动对母体和胎儿都会产生有益影响。对于孕妈妈而言，运动能促进血液循环，增加肌肉的力量和弹性，不仅可以保持身材，减轻腰腿酸痛，预防或减轻下肢水肿，而且有助于预防妊娠期并发症，增强孕妇分娩时的体力，从而促进分娩[1]。同时，孕期运动还能帮助孕妇缓解紧张、焦虑等不良情绪，帮助睡眠，预防产后抑郁。对胎儿而言，运动可以帮助孕妈妈提高代谢水平并释放脑啡肽等有益物质，这些物质通过胎盘进入胎儿体内后可以促进胎儿的生长发育[2, 3]。

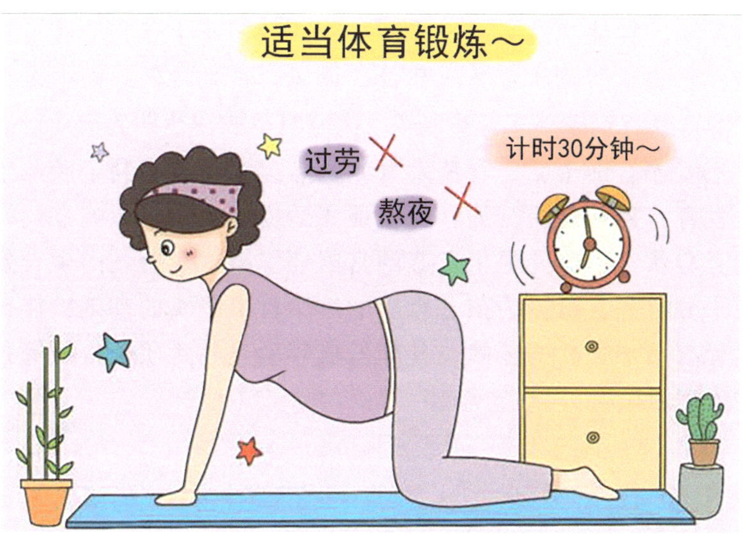

孕期运动对胎儿骨骼发育有什么影响?

孕妇在户外参加体育锻炼时，紫外线照射可以把7-脱氢胆固醇转变成维生素D3，后者可促进身体对钙、磷的吸收，从而有利于胎儿的骨骼与牙齿的发育[4]。Mangwiro等[5]发现在怀孕期间持续锻炼，有助于增加胎儿体重，减少宫内发育迟缓的可能性。相反，对于高脂饮食或久坐的孕妇，运动也可以提高母体代谢水平，降低出生巨大儿的风险。流行病学提示新生儿骨量与出生体重、出生体长和胎盘重量呈显著正相关关系。在对一组平均年龄为47.5岁的白种女性双胞胎的研究中发现，股骨颈、腰椎的骨量及骨矿物质密度与出生体重呈明显的正相关性。这表明孕期运动通过影响新生儿出生体重，从而影响个体终生的骨骼生长和发育。

一般来说，妊娠中期的运动对胎盘生长有刺激作用，而妊娠晚期的运动量决定了其对晚期胎儿生长的影响。相关研究显示，在怀孕期间进行剧烈运动的孕妇所生婴儿的体重较轻，脂肪量、脂肪百分比和骨矿物质含量都较低，而中等强度的运动有助于新生儿生长[6]。这说明孕妇在孕期的运动量需要适度才有助于胎儿骨骼发育，剧烈运动可能不利于胎儿生长发育。目前的流行病学证据证实适度运动通过影响准妈妈的身心状态为胎儿提供良好的宫内环境，这对胎儿的生长发育十分有利，可以为孩子今后的健康打下坚实的基础，让孩子拥有更加强壮的体魄，并降低成年后发生骨质疏松症等各种疾病的风险。

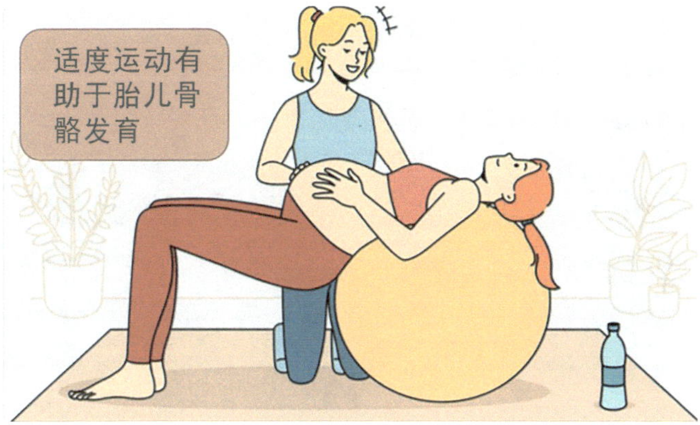

孕期运动需要注意什么？

我们应该鼓励没有基础疾病和产科禁忌证的健康孕妇在孕期进行运动。同时，运动要根据孕妇的身体情况进行，注意劳逸结合，值得注意的是，并非所有孕妇都适合做运动，盲目运动可能导致流产，部分孕妇需要医生根据相关生理情况制定具体的运动方案。

如何判断孕期运动的强度是否适合？孕期进行身体锻炼时要注意运动量，避免剧烈活动和过度疲劳，以自我感觉舒适为佳。我们推荐运动频率可以为每周 4～5天，每次持续20～30分钟，以中等强度运动为宜。中等强度运动是指孕妇运动后心跳加速，感觉稍微有点吃力，但不会感觉很累。对于运动强度，准妈妈可以参考自己心率，一般而言，以不超过每分钟140次为原则。对于孕前无运动习惯的孕妇，孕期运动应从低强度开始逐步适应。孕妇在开始任何运动前都应进行5～10分钟的热身运动以减少可能发生的运动损伤。同时在怀孕的不同时期，孕妇可以参考下图选择适宜的运动形式。

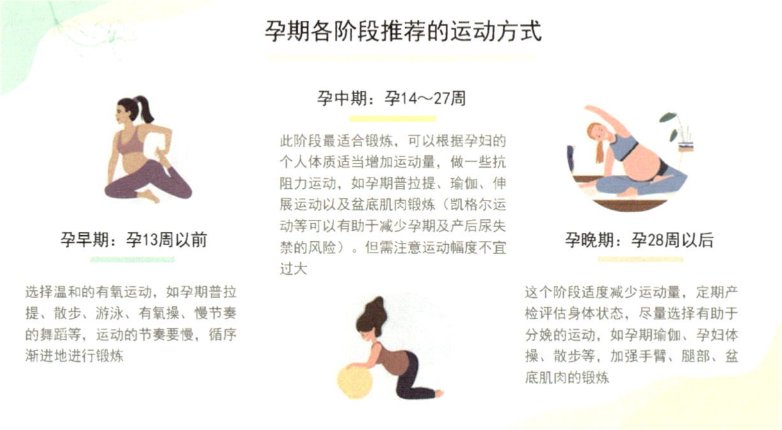
孕期各阶段推荐的运动方式
孕早期：孕13周以前
选择温和的有氧运动，如孕期普拉提、散步、游泳、有氧操、慢节奏的舞蹈等，运动的节奏要慢，循序渐进地进行锻炼
孕中期：孕14～27周
此阶段最适合锻炼，可以根据孕妇的个人体质适当增加运动量，做一些抗阻力运动，如孕期普拉提、瑜伽、伸展运动以及盆底肌肉锻炼（凯格尔运动等可以有助于减少孕期及产后尿失禁的风险）。但需注意运动幅度不宜过大
孕晚期：孕28周以后
这个阶段适度减少运动量，定期产检评估身体状态，尽量选择有助于分娩的运动，如孕期瑜伽、孕妇体操、散步等，加强手臂、腿部、盆底肌肉的锻炼

参考文献

[1] 韩沐真. 准妈妈多运动 宝宝健康又聪明. 江苏卫生保健, 2017, 229(2): 36.

[2] Clapp J F. Influence of endurance exercise and diet on human placental development and fetal growth. Placenta, 2006, 27(6-7): 527-534.

[3] 丁文香. 孕期运动对孕妇及胎儿影响的研究进展. 护理研究(下旬版), 2005, (27): 5-6.

[4] 赵学静, 李永强. 妊娠期间运动对产妇和胎儿的影响. 医学综述, 2009, 15(13): 2001-2002.

[5] Mangwiro Y T M, Cuffe J S M, Briffa J F, et al. Maternal exercise in rats upregulates the placental insulin-like growth factor system with diet- and sex-specific responses: minimal effects in mothers born growth restricted. The J Physiol, 2018, 596(23): 5947-5964.

[6] Bisson M, Tremblay F, St-Onge O, et al. Influence of maternal physical activity on infant's body composition. Pediatr Obes, 2017, 12 Suppl1: 38-46.

（文印宪、涂明、刘奕）

28 骨关节炎——那些你不知道的事儿！

常言道，人老腿先老。很多老年人一到冬天或阴雨天就会出现腿疼，严重者甚至会影响行走，这就是“老寒腿”在作祟。老寒腿是不穿秋裤导致的？为什么有人天一冷就膝关节疼？关于老寒腿，下面这些知识你需要知道。

什么是“老寒腿”

“老寒腿”是一种民间说法，主要指中老年人在天气变凉、气温下降后，出现膝关节或小腿部疼痛、不适，甚至有人还会出现小腿抽筋等症状，在现代医学中被称为“骨关节炎”。“老寒腿”引起疼痛的主要原因是气温下降以后，温度对膝关节内的温度感受器产生刺激，引发疼痛。同时，关节内液体黏滞，造成关节的僵硬感，这种僵硬感会刺激关节内的机械感受器，引发疼痛[1]。

在我们日常生活中，关节软骨起到润滑、缓冲、减震的作用，从而保障关节的正常活动。骨关节炎的发生主要是随着年龄的增长和过度的机械刺激，软骨逐渐老化（毛糙、变薄、缺损），软骨的损耗会导致软骨下骨逐渐硬化和关节软骨周围“骨刺”生长，从而引发无菌性炎症，出现关节的疼痛、红肿、灵活性下降等。因此，关节软骨老化与磨损是导致“老寒腿”的“元凶”。日常生活中还存在一些加速软骨老化的“帮凶”，如肥胖、膝关节外伤和特殊职业（运动员、军人、体力劳动者）等。

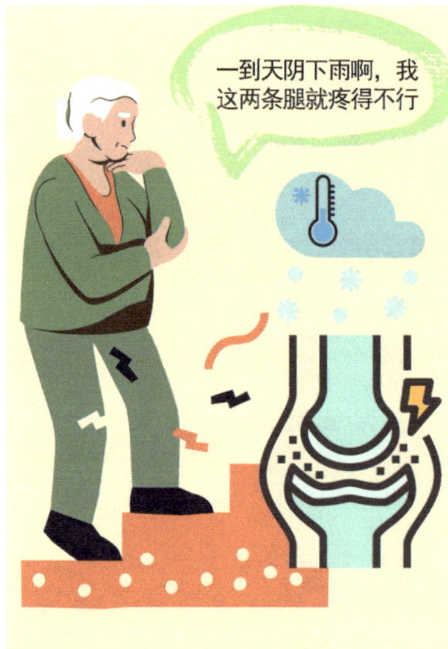

“老寒腿”与出生体重有关系吗？

传统观念认为，“老寒腿”就是因为关节的过度机械磨损和年龄相关的软骨退变所引起。但学者们基于大数据发现，低出生体重儿在成年后，膝、髋关节部位的骨关节炎发生率明显增加，甚至存在明确的因果关系[2]。理解这句话，首先需要先了解一个概念——低出生体重儿，是指出生体重小于2.5 kg的新生儿。也就是说刚生下来体重比较轻的宝宝成年之后膝盖或髋部骨关节炎的风险要高一些。这种与低出生体重有关的骨关节炎被称为“胎源性骨关节炎”。

胎源性骨关节炎是如何形成的？

孕期胎儿发育是一个相对敏感的时期，孕妈妈如果在此时期暴露于一些不良环境，如环境污染物、药物、应激和物理因素等刺激均有可能导致新生儿的低出生体重。另外，孕妇的一些不良生活习惯，如主动或被动吸烟、饮酒或不经意间接触含酒精的物品，饮用咖啡或浓茶等，均可降低胎儿出生体重[3]。总之，孕妈妈在孕期受到不良环境刺激导致宝宝的出生体重降低，是胎源性骨关节炎发生的潜在基础。

值得注意的是，宝宝低出生体重，成年后并不一定会患胎源性骨关节炎。胎源性骨关节炎的发生还需要后天不良因素的累积[4, 5]。后天成长过程中日积月累的不良刺激才会让胎源性骨关节炎早早出现！这些不良刺激主要包括：过度的机械刺激（长期过量的运动）、营养过剩导致的肥胖（额外增加关节负担）和高血脂（诱发软骨产生炎症因子）等[6]。

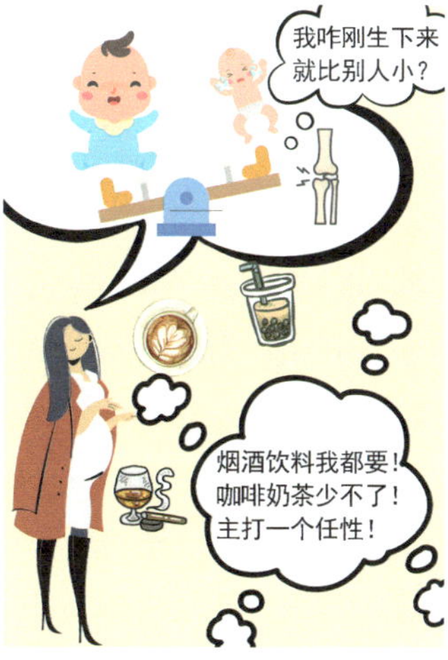
我咋刚生下来
就比别人小？
烟酒饮料我都要！
咖啡奶茶少不了！
主打一个任性！

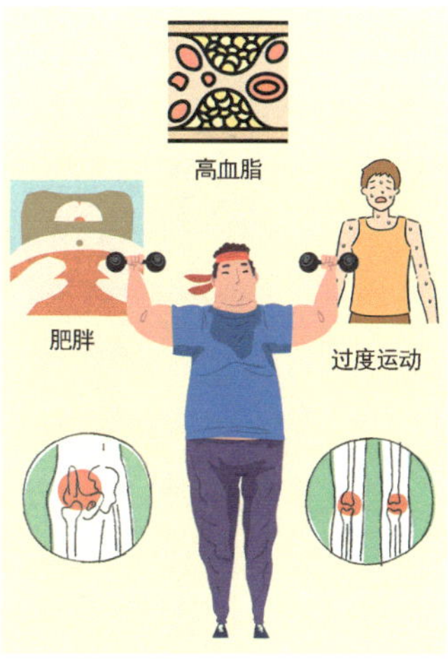

如何避免胎源性骨关节炎的发生？

面对可能的胎源性骨关节炎，家长们该如何去帮孩子避免呢[7]？

（1）怀孕期间营养得跟上。早期：补充叶酸，少食多餐，膳食清淡；中晚期：补充优质蛋白，补充钙剂，适度运动，忌酒忌辛辣。

（2）怀孕期间告别不良习惯。避免摄入含有咖啡因的饮品，如咖啡、奶茶、可乐等；告别主动/被动吸烟，做好自身健康教育，同时加强身边人的健康教育，拒绝吸入“二手烟”；怀孕期间不饮酒！用化妆品前也请仔细查看是不是含有酒精成分。

（3）宝宝出生后控制体重。根据孩子的年龄增长，合理地将孩子的体重控制在与同龄人相似的体重。

（4）宝宝长大要适度运动。适当的运动量则是合理控制运动频次、时间、强度等，以孩子在运动的过程中无明显的疲惫感或者运动后无明显的疼痛不适作为界限。

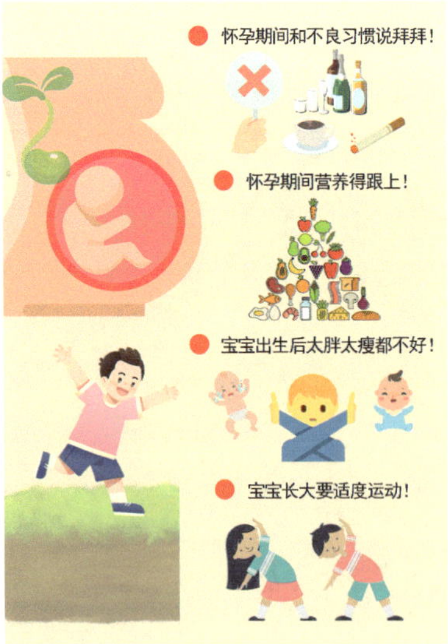
怀孕期间和不良习惯说拜拜！
怀孕期间营养得跟上！
宝宝出生后太胖太瘦都不好！
宝宝长大要适度运动！

参考文献

[1] 谢军, 柳建德. 膝关节骨性关节炎的临床研究进展. 世界最新医学信息文摘, 2019, 19(6): 68-69.

[2] Mahmoudian A, Lohmander L S, Mobasheri A, et al. Early-stage symptomatic osteoarthritis of the knee - time for action. Nat Rev Rheumatol, 2021, 17(10): 621-632.

[3] Bakker R, Steegers E A, Obradov A, et al. Maternal caffeine intake from coffee and tea, fetal growth, and the risks of adverse birth outcomes: the Generation R Study. Am J Clin Nutr, 2010, 91(6): 1691-1698.

[4] Tie K, Zhang X R, Tan Y, et al. Intrauterine low-functional programming of IGF1 by prenatal nicotine exposure mediates the susceptibility to osteoarthritis in female adult rat offspring. FASEB J, 2016, 30(2): 785-797.

[5] Xiao H, Xie X, Wen Y, et al. Subchondral bone dysplasia partly participates in prenatal dexamethasone induced-osteoarthritis susceptibility in female offspring rats. Bone, 2020, 133: 115245.

[6] 胡海鹰, 陈雪梅, 丁倩, 等. 膝骨关节炎的研究进展. 中国社区医师, 2020, 36(32): 8-9.

[7] 苏宜香. 孕妇乳母膳食指南食物推荐摄入量解读. 临床儿科杂志, 2018, 36(8): 645-648.

（倪曲波、李斌、张皓南、朱家永、
卢正杰、王佳琪、张帆）

29 孩子卵巢，妈妈守护

随着当前社会经济的发展，越来越多的夫妻受到不孕不育的困扰，女性生育力也在不断地降低。人们不禁提出疑问，为什么技术越来越先进的今天，怀孕却越来越难呢？原来，对女性而言，卵巢中的可用卵泡是固定的——“取之有尽，用完即止”。当女性出现卵泡耗竭时，就算是妙手神医也无法“包您好孕”了。那么，卵巢有什么功能？为什么会出现卵泡提前耗竭？卵泡的提前耗竭又与什么因素有关呢？女性该如何预防呢？

卵巢有什么功能？女性生育力下降的主要原因有哪些？

卵巢是女性独有的、重要的生殖及内分泌器官。卵巢既能分泌雌激素，以维持女性第二性征及身体正常生理代谢，也能在青春期之后产生并排出卵子，用于生育。卵巢储备能力是指卵巢中可用的卵泡数量，它是评价女性生育力最重要的指标。卵巢相关疾病（如卵巢炎症、多囊卵巢综合征、卵巢囊肿、卵巢肿瘤及早发性卵巢功能不全等）可以影响卵巢的正常功能，从而影响女性激素水平及生育力。目前女性生育率形势严峻。生育率是指一定时期内（通常为一年）出生活婴数与同期平均育龄妇女人数之比，通常用千分数表示；生育率也指总出生数与相应人口中育龄妇女人数之间的比例，亦称育龄妇女生育率。全国人口第七次普查结果显示，2020年我国育龄（22～35岁）妇女总和生育率为1.3，明显低于"正常"人口更替水平的2.1，也低于总和生育率的警戒线1.5。早发性卵巢功能不全（premature ovarian insufficiency，POI）是影响女性生育力的重要卵巢疾病之一。调查显示，近年来早发性卵巢功能不全的患病率持续上升，全球患病率已高达3.7%，且在女性中的确诊年龄有降低趋势。受到当前社会经济发展和环境的影响，越来越多的女性首次妊娠年龄都超过了30岁，因此高龄产妇已成为目前女性不孕不育的一个重要原因[1]。

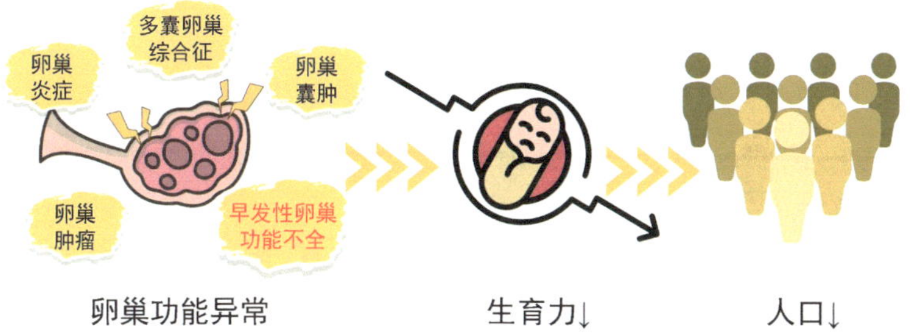

什么是POI？其诱因有哪些？

POI是指女性在40岁前出现卵巢功能减退甚至衰退的临床综合征。POI的临床主要体现为月经异常、生育力减低或不孕、促卵泡生成激素水平升高、雌激素波动性下降等。POI在临床上的诊断标准是停经或月经稀发4个月，间隔大于4周连续两次促卵泡素（follicle stimulating hormone，FSH）大于25 IU/L或卵泡生成激素大于40 IU/L。POI的发生可能会使女性提前表现出更年期反应，表现为乳房萎缩、阴毛腋毛脱落、外阴阴道萎缩、性欲减退、骨质疏松症、骨痛、骨折、情绪和认知功能改变、心血管症状、潮热盗汗等。

POI的病因复杂，主要包括以下内容。

（1）遗传因素。研究发现，25%～30%的 POI病例是由遗传因素引起的，如特纳综合征、脆性X综合征等[2]。

（2）疾病因素。4%～30%的POI病例与自身免疫性疾病相关。

（3）医源性因素。放疗、化疗等抗癌治疗所导致。

（4）环境因素。环境污染、职业影响，其中包括化工化学行业（如制鞋厂、塑料厂、油漆的生产和销售环境暴露）、环境暴露（如电磁、辐射、高压区域、变电站、放射设备）、高温环境（如厨房、锅炉房、桑拿房等）、久坐（如职业司机、办公室职员等）和噪声。这些因素可能会加速原始卵泡活化、促进生长卵泡闭锁，甚至诱导细胞凋亡，从而导致卵泡衰竭。

（5）感染因素。病毒感染可能会导致卵巢微环境紊乱，进而导致卵巢功能衰退。

（6）心理因素。随着社会经济的发展，高龄产妇增多、不良心理因素（如抑郁、焦虑）、精神刺激等，对卵巢功能减退所发挥的潜在作用也逐渐加重。

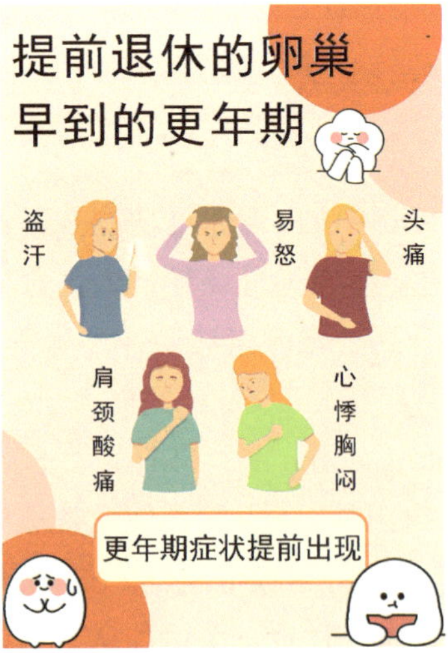
提前退休的卵巢
早到的更年期
盗汗
易怒
头痛
肩颈酸痛
心悸胸闷
更年期症状提前出现

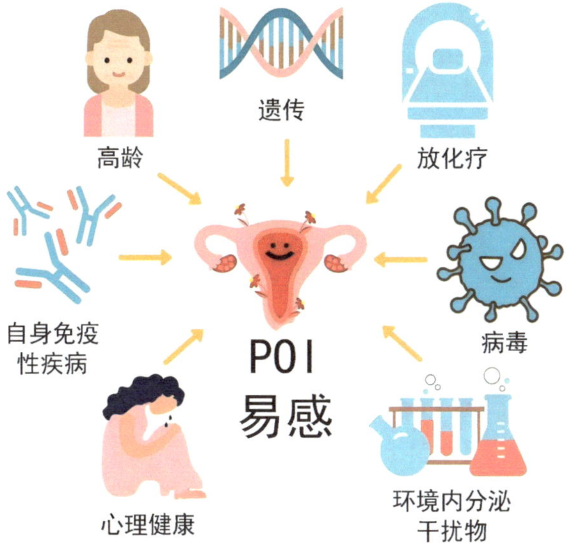

哪些人容易发生POI呢?

与其他脏器在儿童期不断发育完善的特点不同，早在女性出生之前，也就是胎儿时期，卵巢中就已经产生了大小固定的原始卵泡池，用以储存卵子，但“数量有限，用完即止”。医学知识告诉我们，女性在出生时体内大约有200万个原始卵泡，儿童时期原始卵泡发生退化，至青春期卵泡池只剩下约30万个原始卵泡。青春期后，每月从卵泡池中募集一批卵泡，最终只有1个优势卵泡可以完全成熟并排卵，其余被募集的卵泡则闭锁退化。因此，女性一生中只有400～500个卵泡最终成熟并排卵。当胎儿时期卵巢发育异常时，原始卵泡池中卵母细胞的数量和质量就“输”在了起跑线上，导致卵母细胞更易出现提前耗竭现象。美国的一项调查报道，在660名卵巢发育不良的女孩中，19%的母亲有产前吸烟和39%的母亲有产前烟雾暴露的情况。另一项丹麦的研究通过追踪436例在孕期暴露于有机氯污染物的女性子代发现，她们的卵巢卵泡数明显减少，从而影响其成年时期的生育力。因此，POI的发生可能也和胎儿时期卵巢的发育相关。

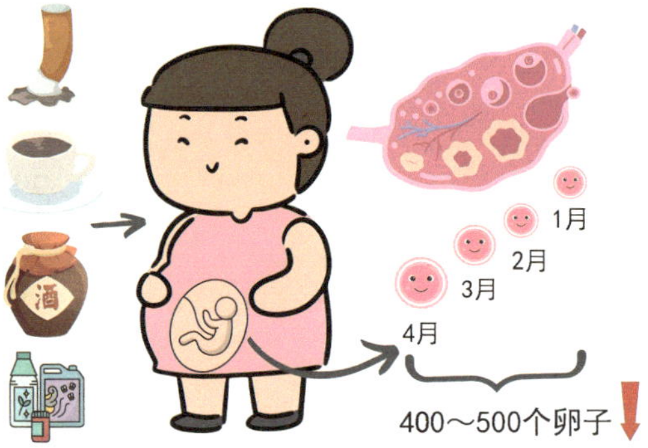

胎儿时期是宝宝发育最旺盛、最敏感的时期，更是女宝宝卵巢发育的关键时期。研究表明，孕妇暴露于多种外源物（如乙醇、咖啡因、尼古丁等）中，可能会影响女宝宝卵巢在宫内的发育，使其患POI的风险增加。孕期暴露于环境内分泌干扰物、类雌激素物质（如双酚A、邻苯二甲酸酯等）中，可以改变某些至关重要的生育相关激素活性，损害胎儿卵子质量，由此对生育能力造成不良影响。值得关注的是，这种内分泌干扰物广泛存在于塑料、乙烯树脂、清洁产品、指甲油和香水等产品中，日常生活中随处可见[3]。

女性如何预防POI易感？

面对越来越常见的POI患者，我们应该采取什么措施，以尽量减少对自己和女宝宝成年后生育能力的影响？我们有以下建议。

（1）在日常生活中特别是孕期，应尽量减少不良环境的暴露，避免与生殖毒性物质的接触，如禁止吸烟、减少对深加工食物、一次性餐具等的使用。

（2）积极进行心理及生活方式的干预，以缓解心理压力，不管是平常还是孕期都不要过分焦虑，积极增加社交活动和脑力活动，适当补充钙剂及维生素D。

（3）如果有POI或者早绝经家族史，或者自己检查出携带POI相关遗传变异的女性，应尽早进行产前咨询，并且对女性后代的卵巢功能多加关注[4, 5]。

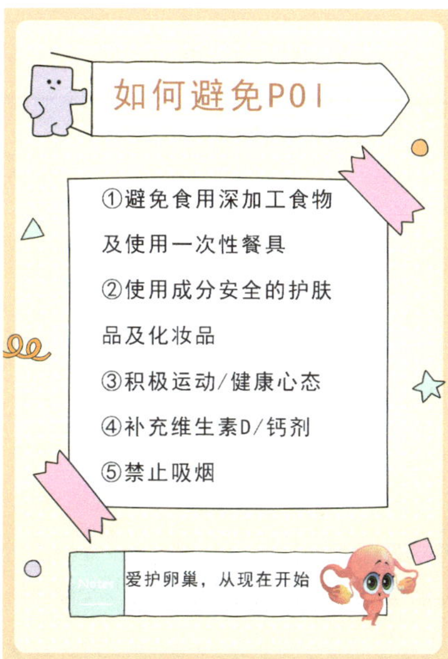

参考文献

[1] Tamrakar S R, Bastakoti R. Determinants of Infertility in Couples. J Nepal Health

Res Counc, 2019, 17(1): 85-89.

[2] Chen M, Jiang H, Zhang C. Selected genetic factors associated with primary ovarian insufficiency. Int J Mol Sci, 2023, 24(5): 4423.

[3] Song W, Li A, Sha Q Q, et al. Maternal exposure to 4-vinylcyclohexene diepoxide during pregnancy induces subfertility and birth defects of offspring in mice. Sci Total Environ, 2023, 859: 160431.

[4] 冯晓玲, 李力, 曲凡, 等. 早发性卵巢功能不全中西医结合诊疗指南. 中医杂志, 2022, 63(12): 1193-1198.

[5] 陈子江, 田秦杰, 乔杰, 等. 早发性卵巢功能不全的临床诊疗中国专家共识. 中华妇产科杂志, 2017, 52(9): 577-581.

（汪晖、黄晶、李雅婷、查晓萌）

30 预防孩子黯然“肾”伤，孕妈妈应警惕！

蒙蒙妈最近发现蒙蒙的眼睑早上总是肿肿的，而且平常体力欠佳，跑一小会儿步就出现喘息，于是她赶紧带着蒙蒙去看医生。做完检查后，医生看着检查报告对蒙蒙妈说：“根据检查结果显示，你家孩子很可能患慢性肾病了。”蒙蒙妈很惊讶，“我家蒙蒙才10岁，自打他出生起，全家上下都对他非常呵护，况且我家里也没有其他人得过这种病啊。这到底是怎么回事啊？”医生说：“你先别着急，我看蒙蒙都已经10岁了，但是个子感觉比其他同龄孩子矮不少呀，他刚出生那会儿也是体型偏小吗？”蒙蒙妈：“是的！我家蒙蒙刚出生时只有4斤多。”医生：“那蒙蒙患慢性肾病很可能与他出生体重低有关，因为有调查显示，慢性肾病的发生与低出生体重显著相关。”“那我家孩子又是为什么出生体重会那么低呢？”蒙蒙妈问道。医生表示：“这就跟很多因素有关了……”

蒙蒙患慢性肾病究竟为什么跟他的低出生体重有关？而引起蒙蒙出生体重低的原因又是什么呢？

慢性肾病可能与宫内发育迟缓有关

宫内发育迟缓是指胎儿宫内发育生长受限，胎儿在出生时体重低于同龄、同性别胎儿的平均指数。其通常有两个评判标准，一个标准是低于平均体重的两个标准差，或低于同龄正常体重的第10百分位数；另一个标准是孕妇在怀孕37周后，胎儿出生体重小于2.5 kg。大量流行病学调查表明，宫内发育迟缓不仅会增加孕期胎儿呼吸窘迫、胎儿死亡的风险[1]，而且还会增加成年后慢性肾病的发生率。低出生体重宝宝的肾脏中肾单位（构成肾脏的基本结构）数量较正常出生体重者减少，而较低的肾单位数量与肾功能不全和慢性肾病的发生密切相关[2]。并且，低出生体重宝宝未来还可能会出现高血压、代谢异常和心血管疾病等健康问题，这些健康问题也可能会进一步损害肾脏功能。

孕妈妈接触不良外源物可能是导致孩子宫内发育迟缓和患慢性肾病的元凶之一。

研究显示，多种因素可能导致胎儿宫内发育迟缓，如孕妇患妊娠期高血压疾病、慢性肾炎或营养不良。值得注意的是，怀孕期间，孕妈接触一些“不良”外源物质，包括某些饮品和气体污染物，也可能引起宝宝宫内发育迟缓，导致宝宝出生体重低，使宝宝将来更加容易患上各种慢性肾脏疾病。

首先，我们日常中常喝的饮料——奶茶、咖啡、可乐等便是其中的一种。因为这些饮料中都含有一种影响胎儿发育的物质——咖啡因。

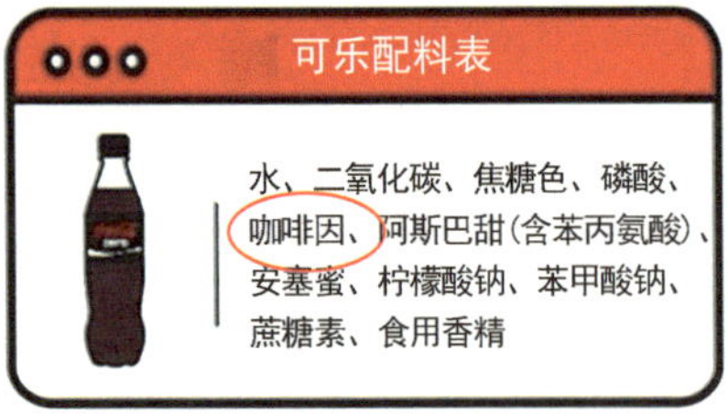

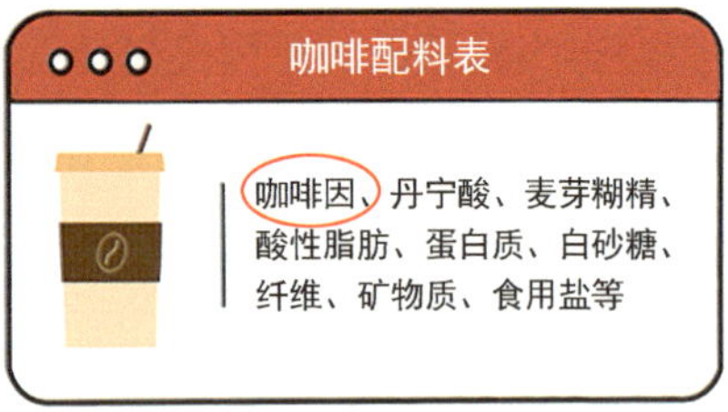

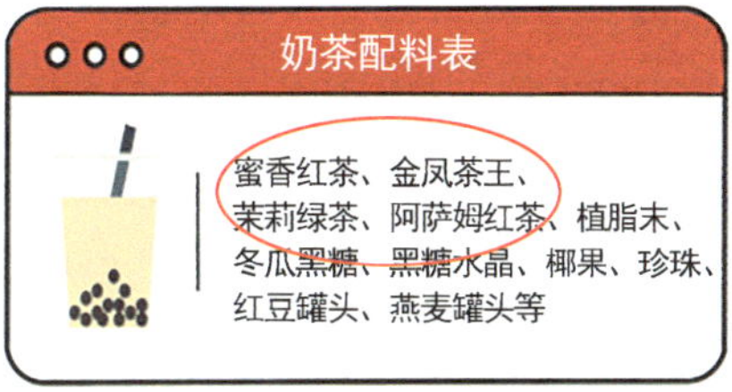

美国妇产科学院建议孕妇将咖啡因的摄入量限制在每天200 mg以下。但是，有研究表明，即使每天咖啡因摄入量低于200 mg，也会导致胎儿生长受限，降低婴儿出生体重[3]，这说明即使孕妈妈饮用少量含咖啡因的饮料也对宝宝有害。研究还显示，孕期咖啡因摄入量过多会对胎儿的肾脏发育造成不良影响，甚至还会增加宝宝出生后多种肾脏疾病的易感性，造成肾功能的损害[4]。

其次，在怀孕期间喝含酒精的饮料，如米酒、果酒、啤酒、白酒等，也会对胎儿产生不良影响，特别是在怀孕初期，因为这些饮料中含有酒精的成分，孕妈妈血液中的酒精可以透过胎盘进入到胎儿体内，可能会影响胎儿正常的生长发育，导致胎动减少，从而出现出生体重低、发育不良等症状。同时有研究显示，孕期酒精的暴露会导致胎儿肾脏的发育受损，使其出生后患肾脏疾病的风险增加[5]。

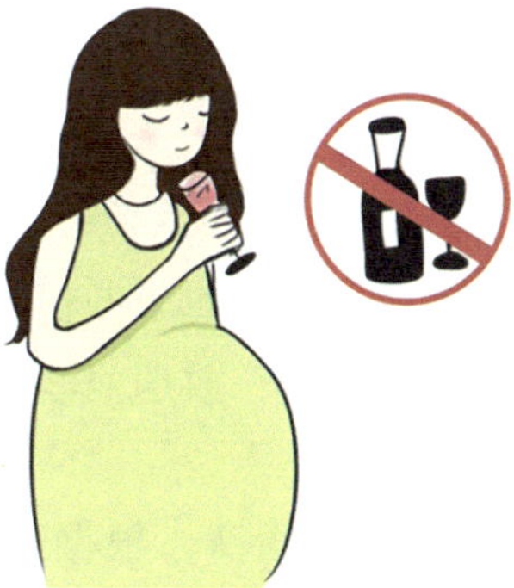
孕期不喝含酒精饮品

最后，香烟烟雾的暴露也是导致宝宝低出生体重和患慢性肾病的元凶之一。怀孕期间，无论是主动吸烟还是被动吸烟，香烟烟雾中蕴含的尼古丁都或多或少地影响宝宝的生长发育。孕期不要吸烟，因为尼古丁会引起胎盘血供减少，造成胎儿发育过小。尼古丁还具有刺激作用，可能会导致胎儿的肾脏负担加重，使其不能正常发育。

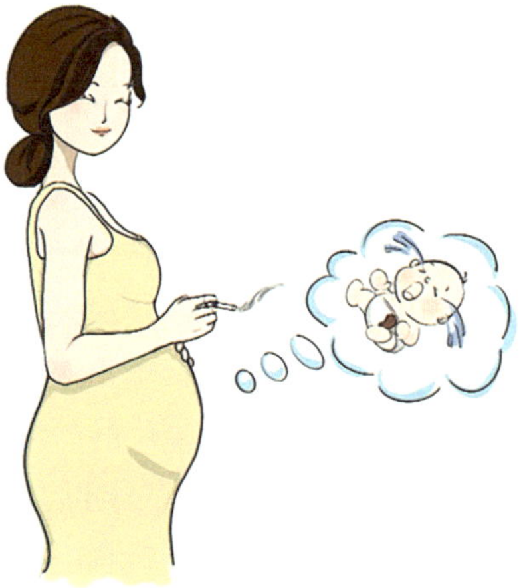

避免孕期主动/被动吸烟

如何预防孩子黯然“肾”伤？

预防孩子黯然“肾”伤，孕妈妈要做到以下几点。

（1）养成良好的生活习惯，戒烟戒酒，不喝含咖啡因的饮品。

（2）孕期保证自身营养均衡，根据医生建议适量补充营养素。

（3）做好定期产检，观察胎儿的宫内发育情况，保证孕妈和胎儿的健康。

（4）保持良好的心态，避免过度焦虑。

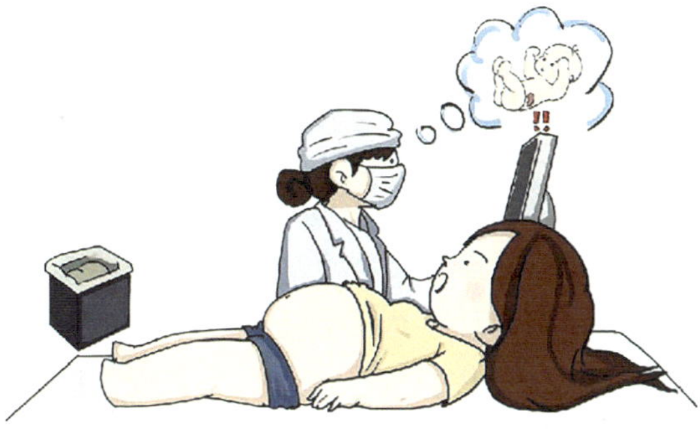

爱护宝宝肾脏，不要喝含咖啡因及酒精饮料，避免暴露于香烟烟雾下

参考文献

[1] White S L, Perkovic V, Cass A, et al. Is low birth weight an antecedent of CKD in later life? A systematic review of observational studies. Am J Kidney Dis, 2009, 54(2): 248-261.

[2] Coats L E, Davis G K, Newsome A D, et al. Low birth weight, blood pressure and renal susceptibility. Curr Hypertens Rep, 2019, 21(8): 62.

[3] Chen L W, Wu Y, Neelakantan N, et al. Maternal caffeine intake during pregnancy is associated with risk of low birth weight: a systematic review and dose-response meta-analysis. BMC Med, 2014, 12: 174.

[4] Ao Y, Sun Z, Hu S, et al. Low functional programming of renal AT2R mediates the developmental origin of glomerulosclerosis in adult offspring induced by prenatal caffeine exposure. Toxicol Appl Pharmacol, 2015, 287(2): 128-138.

[5] Chen H, Zhu Y, Zhao X, et al. Prenatal ethanol exposure increased the susceptibility of adult offspring rats to glomerulosclerosis. Toxicol Lett, 2020, 321: 44-53.

（敖英、刘雨棠、彭雨、荣凌波）

31 坏死性小肠结肠炎：如何扼杀于“摇篮”？

23：50的小儿外科病房里，新生儿重症监护室和小儿外科的医护人员正在紧张有序地进行抢救工作，与死神展开殊死搏斗。被医护人员围着接受抢救的竟是一个只有着成人巴掌大的婴儿。这个28周早产的婴儿，因为20小时前“肚子胀”，怀疑是“消化道穿孔”而从下级医院转入武汉大学中南医院。刚入院时的婴儿奄奄一息、性命危在旦夕。时间就是生命，经过充分准备后被立即推入手术室接受急诊手术。术中发现原来是婴儿遇上了早产儿杀手——坏死性小肠结肠炎，还合并有回肠穿孔。术后婴儿又依次闯过呼吸关、感染关、营养关等一道道难关……历经了1个多月，终于顺利恢复出院。

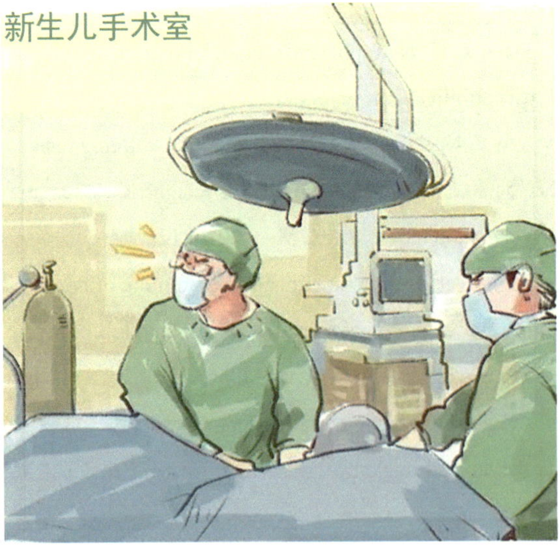

这种让新生宝宝“柔肠寸断”的“杀手”就是坏死性小肠结肠炎，即缺血或炎症反应导致肠道损伤的新生儿肠道疾病。这是一种发生在新生儿，尤其是早产儿的常见胃肠道急症，发病率约为7%，90%以上发生在胎龄小于37周的早产儿中，大多在生后2周内发病。该疾病多表现为腹胀、呕吐、便血，重症者可发生休克和多系统器官功能衰竭，甚至死亡[1]。对于婴儿来说，坏死性小肠结肠炎是一种十分严重的疾病，它不仅临床症状重、致死率高，而且治疗花费也非常高。坏死性小肠结肠炎是医院新生儿科早产儿死亡的重要原因。

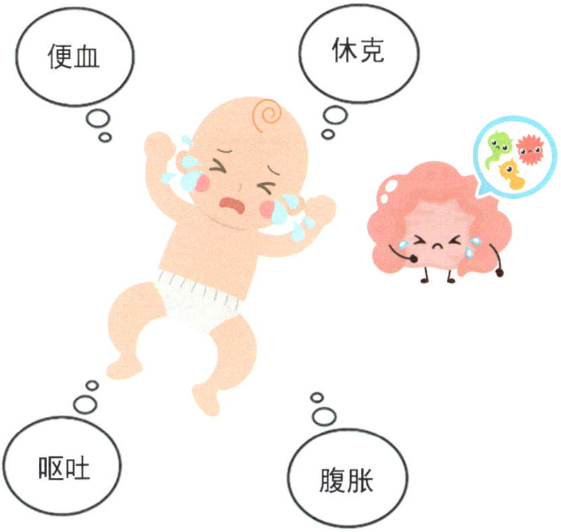

在医院，当宝宝被怀疑患有坏死性小肠结肠炎时，医生会通过一段时间的禁食，给与胃肠外营养让肠道休息，同时应用抗生素控制感染。而当病情严重时，医生还会采取外科手术切除患儿坏死的肠段。病情较轻的患儿远期预后是良好的，而经历了手术治疗的宝宝约25%会留有胃肠道的远期并发症，如短肠综合征、肠狭窄、吸收不良、慢性腹泻等[2]。还有报道称，坏死性小肠结肠炎治愈后的婴儿发生神经发育障碍的比例也比较高。因此，坏死性小肠结肠炎的关键策略在于预防。

然而，大部分情况下，医生并不能确定宝宝发生坏死性小肠结肠炎的确切原因，这是因为该疾病是由多种高危因素单独或综合作用所引起的，如早产、缺氧、感染、喂养过度等。目前，坏死性小肠结肠炎的具体发病原因和发生机制尚未明确，但随着围产医学和儿科学的全面发展，越来越多的早产儿、极低出生体重儿得以存活，但是其发病率也呈明显增高的趋势。因此，坏死性小肠结肠炎的预防策略显得尤为重要。目前对该疾病的预防多集中在出生后，如母乳喂养。事实上，我们在孕期就有机会将坏死性小肠结肠炎“扼杀”于“摇篮”中，即坏死性小肠结肠炎的预防可以在宝宝出生前就开始进行。

预防大于治疗

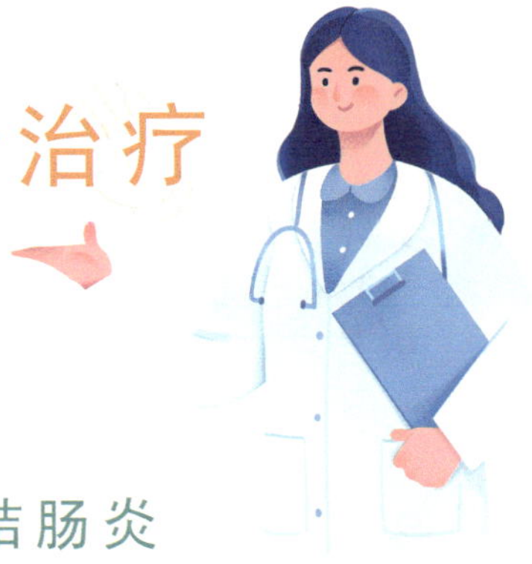

坏死性小肠结肠炎

研究发现，孕期多种不良环境暴露会导致后代患坏死性小肠结肠炎的风险增高。这是因为早产是坏死性小肠结肠炎最重要且独立的危险因素，而早产通常是由于母亲在妊娠期间的合并症所致。这就更说明了产前母体环境中存在的多种因素可能在子代坏死性小肠结肠炎的发生、发展中起着作用。由于坏死性小肠结肠炎的肠道损伤是由缺血再灌注损伤引起的，因此任何会引起此事件发生的孕妈妈的不良状况，均有可能增加宝宝患该疾病的风险。其中包括妊娠期高血压、母体感染和可能导致胎儿生长受限的胎盘疾病等。

此外，孕妈妈存在吸烟、压力过大、过度肥胖和HIV感染，也会大大增加宝宝患坏死性小肠结肠炎的概率。我们都知道，在怀孕期间使用药物要慎重，使用一些抗感染的抗生素（如阿莫西林克拉维酸钾）、解热镇痛或用于保胎的非甾体类抗炎药（如吲哚美辛）、治疗产妇先兆子痫的药物（如硫酸镁），都有可能与宝宝患坏死性小肠结肠炎的风险增加有关系[3]。这些孕妈妈遇到的不良环境暴露因素有可能就是宝宝罹患坏死性小肠结肠炎风险增加的元凶。

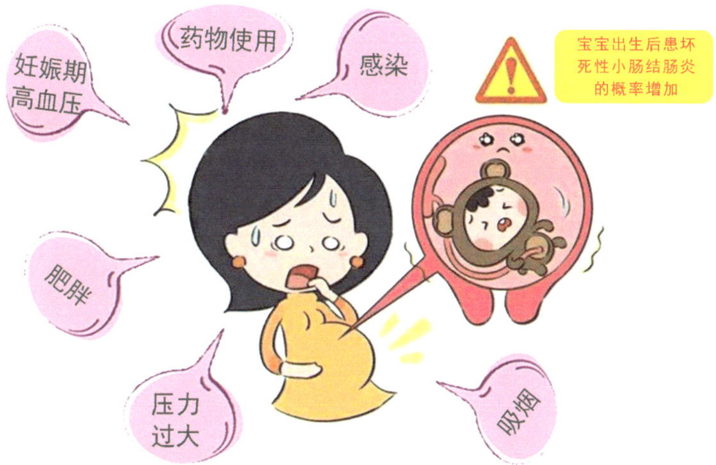

想要减少坏死性小肠结肠炎这一新生儿疾病的发生，我们应该关注产妇健康，从而降低产科并发症的风险及随后的早产。根据目前的研究结果，我们提出以下建议。

（1）产前皮质类固醇应在早产风险增加的情况下，即在出生前7天内应用[4]。

（2）妊娠期应合理使用抗生素，当有其他药物可用时，应尽量避免使用阿莫西林克拉维酸钾。

（3）硫酸镁和吲哚美辛应在产科医生的指导下，谨慎用于保胎。

此外，还有研究显示，孕妇多食用绿叶蔬菜能显著减少子代患坏死性小肠结肠炎的风险[5]。

因此，预防后代罹患坏死性小肠结肠炎应始于孕妇。我们应注重孕妇的围生期身心健康及环境健康，这样才有可能将坏死性小肠结肠炎“扼杀”于“摇篮”之中。

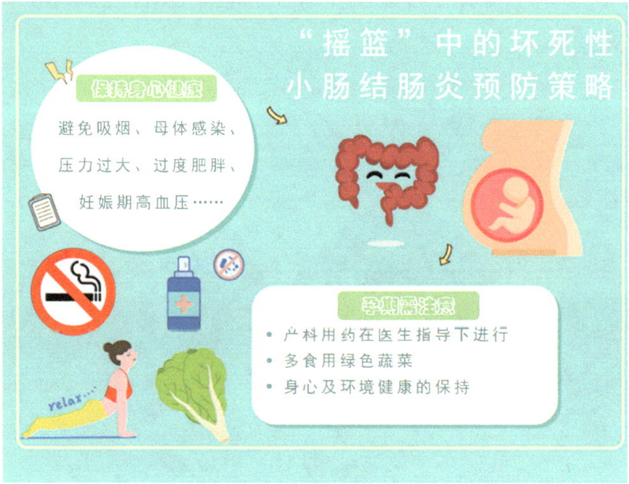

“摇篮”中的坏死性
小肠结肠炎预防策略
保持身心健康
避免吸烟、母体感染、
压力过大、过度肥胖、
妊娠期高血压……
relax…
孕期需注意
产料用约在医生指导下进行
多食用绿色蔬菜
身心及环境健康的保持

参考文献

[1] 中国医师协会新生儿科医师分会循证专业委员会. 新生儿坏死性小肠结肠炎临床诊疗指南(2020). 中国当代儿科杂志, 2021, 23(1): 1-11.

[2] 中华医学会小儿外科分会新生儿外科学组. 新生儿坏死性小肠结肠炎外科手术治疗专家共识.中华小儿外科杂志, 2016, 37(10): 724-728.

[3] Watson S N, McElroy S J. Potential prenatal origins of necrotizing enterocolitis. Gastroenterol Clin North Am, 2021, 50(2): 431-444.

[4] Nanthakumar N N, Young C, Ko J S, et al. Glucocorticoid responsiveness in

developing human intestine: possible role in prevention of necrotizing entero-colitis. Am J Physiol Gastrointest Liver Physiol, 2005, 288(1): G85-92.
[5] Hackam D J, Sodhi C P. Bench to bedside-new insights into the pathogenesis of necrotizing enterocolitis. Nat Rev Gastroenterol Hepatol. 2022, 19(7): 468-479.

（汪晖、刘一帆、韦丽怡、代天宇）

32 预防鼾症，让孩子“赢”在睡眠上

浩浩今年8岁半，平时有打鼾的习惯，睡觉时常张着嘴呼吸，有时半夜还憋醒。但是浩浩爸妈觉得，孩子打鼾说明睡得香！除了打鼾，随着年纪增长，浩浩的上嘴唇越来越往外突出、下巴往内缩，个子比同龄娃矮一截。浩浩爸妈带他去医院，检查结果出人意料。医生通过多导睡眠监测发现浩浩得了“鼾症”，因此他的面部出现典型的“腺样体面容”。

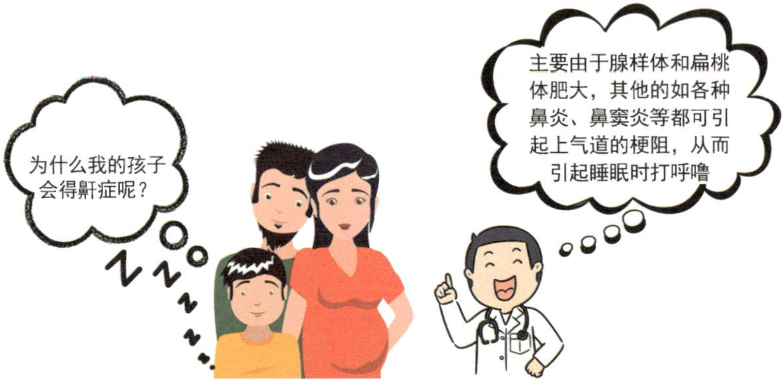
为什么我的孩子会得鼾症呢？
主要由于腺样体和扁桃体肥大，其他的如各种鼻炎、鼻窦炎等都可引起上气道的梗阻，从而引起睡眠时打呼噜

腺样体面容与正常面容的比较

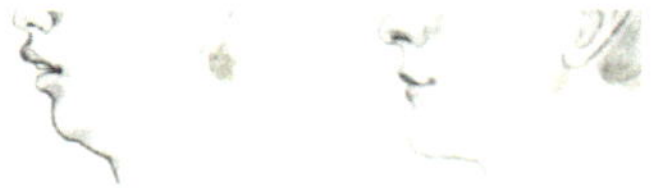

什么是鼾症呢？鼾症是一种常见的睡眠障碍。当宝宝睡觉时，呼吸可能会变得不规则，甚至出现呼吸暂停。这种情况可能会引起宝宝短暂地醒来或哭泣。长期来看，鼾症可能会影响宝宝的生长发育，甚至导致认知和行为问题。在白天，这样的宝宝一

部分表现为精神欠佳、爱睡觉、记忆力减退、注意力不集中、学习成绩下降，而另一部分则表现为情绪烦躁、易激惹。

鼾症的临床治疗包括：抗炎药物治疗、正压通气治疗、腺样体扁桃体切除术等。对于轻度、中度鼾症患儿，结合腺样体和扁桃体评估情况，推荐使用鼻用糖皮质激素或孟鲁司特钠作为治疗药物，以降低睡眠呼吸事件，改善症状评分，并定期随诊评估药物疗效和可能出现的不良反应；关于联合用药，在评估腺样体和扁桃体后，也要定期随诊评估药物疗效和可能的不良反应。确诊为鼾症且临床检查符合腺样体和（或）扁桃体肥大的患儿，无手术禁忌时，推荐腺样体和（或）扁桃体切除术作为中度、重度鼾症患儿的首选治疗。

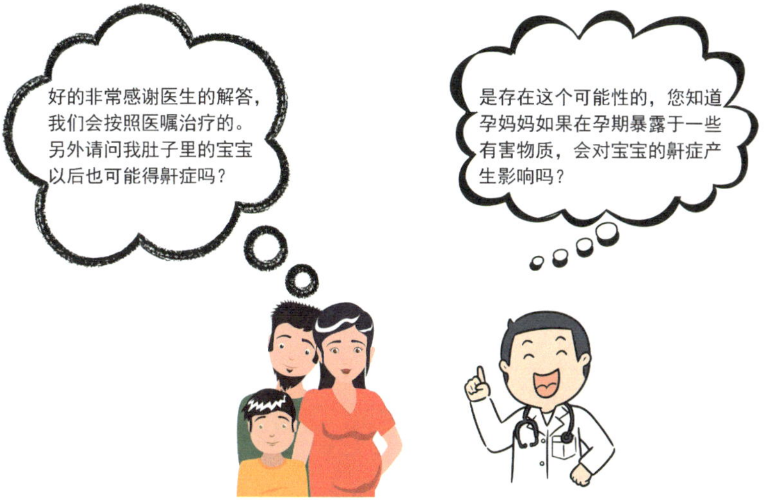

如果孕妈妈暴露于一些有害物质，会对胎儿的鼾症产生什么影响呢？这可是个大问题哦！鼾症主要由腺样体和（或）扁桃体肥大引起，其他如各种鼻炎、鼻窦炎、颌面部畸形等也可引起上气道的梗阻，从而引起睡眠打呼噜。孕妈妈暴露于一些有害物质也可导致睡眠打呼噜[1]。流行病学研究表明，成年期鼾症与低出生体重显著相关，具有胎儿起源。这就要请出本书的主角——孕期外源物暴露。

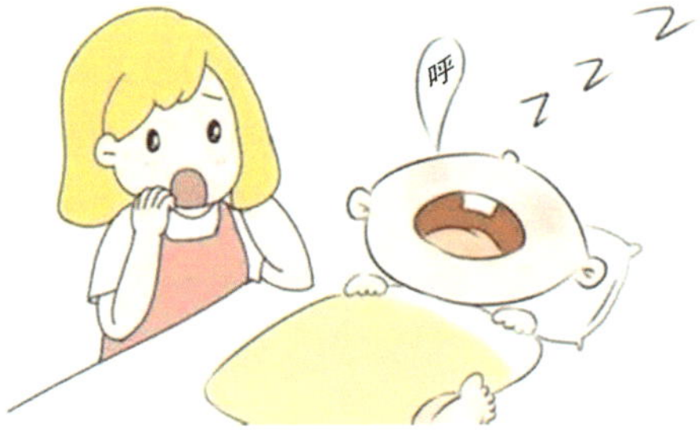

当妈妈怀孕时，身体里的小宝宝也在茁壮成长。如果孕妈妈暴露在不良外源物中，就有可能导致胎源性疾病的发生。想象一下，您是一个发育中的小宝宝，您正在努力发育成为一个健康强壮的孩子。然而，突然有些“不速之客”（不良外源物）闯入您的生活，它们可能是空气中的污染物，也可能是食物中的农药残留，甚至是妈妈的香水味道……这些外源物质可以进入妈妈的体内，破坏宝宝的生长和发育过程，最终导致胎源性疾病的出现[2]。

本文要介绍的就是十月怀胎期间，孕妈妈受到哪些不良外源物暴露会导致孩子将来更容易患鼾症。

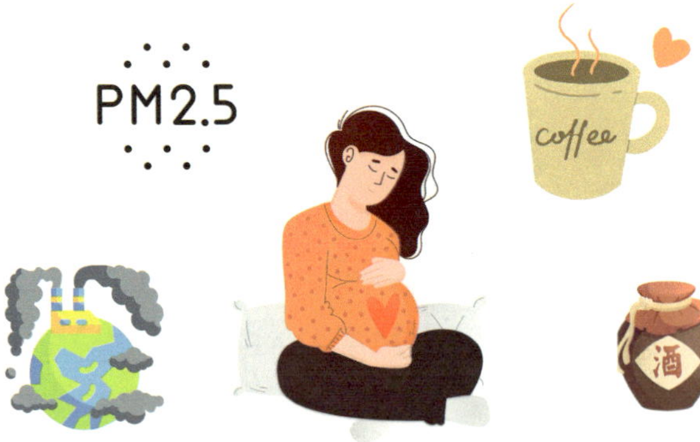

酒精（乙醇）：酒精是一种重要的不良外源物，它对胎儿睡

眠产生的影响尤为明显[3]。酒精是一种神经抑制剂，孕妈妈饮酒后会通过胎盘传递给胎儿，抑制胎儿的呼吸控制中枢，导致胎儿呼吸减慢、间歇性停止呼吸。长此以往，这些呼吸暂停和低氧血症会对胎儿的生理和神经发育造成影响，尤其会导致胎儿长大后鼾症发病率增加。

空气污染物：研究表明，孕妇暴露于空气污染物（如PM2.5、二氧化氮等）与子代鼾症的风险增加有关[4]。这些污染物对母体呼吸道健康和胎儿生长发育产生负面影响，进而增加了子代鼾症的风险。此外，很多孕妈妈怀上宝宝后就会搬新家，而刚装修的新家往往会飘散着一些挥发性有机化合物，如甲苯、乙苯、二甲苯等，这些也可能增加子代患上睡眠呼吸暂停综合征的风险，其可能的机制是挥发性有机化合物导致胎儿气道发育异常，进而影响胎儿呼吸功能，增加胎儿出生后患鼾症的风险[5]。

咖啡因：孕妇摄入过多的咖啡因也可能会增加患鼾症的风险[6]。一项研究发现，孕妇每天摄入超过300 mg的咖啡因会增加儿童患鼾症的风险。

当然，这并不是说孕期妈妈就得住在一个完全没有污染的空气环境里。但是，作为在意宝宝健康的孕妈妈，要尽量做到避免吸烟（包括二手烟）、少去污染严重的地方、保持良好通风等。这样可以减少孕妈妈和胎儿暴露在有害物质中的机会，降低患上鼾症的风险。

如果您的孩子已经患上了鼾症，需要尽快就医，接受专业治疗。鼾症在儿童中是较为常见的疾病，同时也是一种多诱因的疾病。鼾症对儿童造成的负面影响，除了表现为对其身体和认知功能的损害，还会对患儿的健康造成长期的危害。对于患有鼾症的儿童，应该做到早发现、早诊断，选择适当的治疗方案，积极预防各种并发症。千万不要自己乱尝试一些方法，这对您和宝宝的健康都是不负责任的。

作者研究团队发现，孕期不良外源物暴露可引起子代低出生体重及成年后鼾症易感。因此，孕妇要注意饮食和谨慎用药，聚焦胎源性鼾症的早期综合防治，倡导社会重视围生期卫生和母体健康，让孩子“赢”在睡眠上。

参考文献

[1] Dietz P M, Homa D, England L J, et al. Estimates of nondisclosure of cigarette smoking among pregnant and nonpregnant women of reproductive age in the United States. American Journal of Epidemiology, 2010, 173(3): 120-123.

[2] Hoyo C, Murtha A P, Schildkraut J M, et al. Folic acid supplementation before and during pregnancy in the Newborn Epigenetics STudy (NEST). BMC Public Health, 2011, 11(1): 46.

[3] Woodruff T J, Sutton P. The Navigation Guide systematic review methodology: a rigorous and transparent method for translating environmental health science into better health outcomes. Environmental Health Perspectives, 2014, 122(10): 1007-1014.

[4] O'Callaghan F, O'Callaghan M, Scott J G, et al. Effect of maternal smoking in pregnancy and childhood on child and adolescent sleep outcomes to 21 years: a birth cohort study. BMC Pediatr, 2019, 19(1): 70.

[5] Zeng X, Ren Y, Wu K, et al. Association Between Smoking Behavior and Obstructive Sleep Apnea: A Systematic Review and Meta-Analysis. Nicotine Tob Res, 2023, 25(3): 364-371.

[6] Lin Y N, Li Q Y, Zhang X J. Interaction between smoking and obstructive sleep apnea: not just participants. Chin Med J, 2012, 125(17): 3150-3156.

（汪晖、刘可舒、陈亮、赵晓琪）